DIETA PALEO

Pianificazione E Trucchi Salva Tempo

(Una Sfida Per Un Corpo Sano E In Forma)

Berto Duca

Traduzione di Daniel Heath

© **Berto Duca**

Todos os direitos reservados

Dieta Paleo: Pianificazione E Trucchi Salva Tempo (Una Sfida Per Un Corpo Sano E In Forma)

ISBN 978-1-989837-00-9

TERMINI E CONDIZIONI

Nessuna parte di questo libro può essere trasmessa o riprodotta in alcuna forma, inclusa la forma elettronica, la stampa, le fotocopie, la scansione, la registrazione o meccanicamente senza il previo consenso scritto dell'autore. Tutte le informazioni, le idee e le linee guida sono solo a scopo educativo. Anche se l'autore ha cercato di garantire la massima accuratezza dei contenuti, tutti i lettori sono avvisati di seguire le istruzioni a proprio rischio. L'autore di questo libro non potrà essere ritenuto responsabile di eventuali danni accidentali, personali o commerciali causati da un'errata rappresentazione delle informazioni. I lettori sono incoraggiati a cercare l'aiuto di un professionista, quando necessario.

INDICE

Parte 1 1

Introduzione 2

Capitolo 1: Panoramica E Benefici Della Dieta Paleo 4

BENEFICI DELLA DIETA PALEO 4
GUADAGNA CELLULE SALUTARI 5
AUMENTA I MUSCOLI E RIDUCI IL GRASSO 5
MIGLIORA LA SALUTE DELL'INTESTINO 6
CIRCOLO DELLA VITA 7
TANTE VITAMINE E MINERALI 8
LIMITA IL FRUTTOSIO 8
DIGESTIONEED ASSORBIMENTO 9
OTTIMA PER LE ALLERGIE E LE INFIAMMAZIONI 9
MEGLIO RIDURRE IL PESO 10

Capitolo 2: Cosa Mangiare E Cosa Evitare 11

COMPRA CARNI MAGRE 11
PESCE 12
LIMITA IL CONSUMO DI FRUTTA CON ELEVATO CONTENUTO DI
ZUCCHERO 13
GLI AVOCADO SONO IMPORTANTI 14
FRUTTA SECCA E SEMI 14
OLI BENEFICI 15
BEVANDE SALUTARI 16
DOLCI E DOLCETTI VARI DELLA DIETA PALEO 17

Capitolo 3: Consigli Per I Seguaci Della Dieta Paleo 18

PROTEINE MAGRE 18

Frutta E Verdura 18
Grassi Salutari 19
Programma Della Dieta Paleo 19
Colazione Paleo 20
Pranzo Paleo 20
Cena Paleo... 20
Dolci Paleo 21

Capitolo 4: Piano Alimentare Di 30 Giorni (4 Settimane) ... 22

Capitolo 5: Ricette Per La Colazione Paleo 30

Ricetta 01: Muffin Alle Uova E Pancetta 30
Ricetta 02: Omelette Al Curry 32
Ricetta 03: Macedonia Di Frutta Mista 33
Ricetta 04: Uova Paleo Al Forno In Avocado 34
Ricetta 05: Macedonia Con Lime E Miele 35
Ricetta 06: Frittata Paleo Con Riso Di Cavolfiore 36

Capitolo 6: Ricette Per Pranzo Paleo 40

Ricetta 08: Butternutsquash 40
Ricetta 09: Cavolini Di Bruxelles 42
Ricetta 10: Pomodori Arrostiti All'aglio 44
Ricetta 11: Granchio Marinato 45
Ricetta 12: Insalata Di Funghi 46
Ricetta 13: Insalata Di Cetrioli 47
Ricetta 14: Insalata Di Pancetta E Mandorle 48
Ricetta 15: Pizza Paleo Croccante 50
Capitolo 7: Ricette Per Cena Paleo 51
Ricetta 16: Torta Al Salmone 51
Ricetta 17: Pollo Con Latte Di Cocco 53
Ricetta 18: Zuppa Di Spinaci 54
Ricetta 19: Zuppa Di Manzo 57

Ricetta 20: Insalata Di Cetriolini.. 59
Ricetta 21: Gamberetti In Salsa Harissa 61
Ricetta 22: Zuppa Di Cipolle 63
Ricetta 23: Barrette Al Cacao E Mandorle 64
Ricetta 24: Sorbetto Alla Mela.. 66
Ricetta 25: Datteri Ripieni 67
Ricetta 26: Macaron Deliziosi 69
Ricetta 27: Torta Alla Mousse Di Melasenza Zucchero 71
Ricetta 28: Biscotti Ai Cornflakes 73
Ricetta 29: Biscotti Al Cocco 75
Ricetta 30: Pancake 77

Conclusioni 79

Parte 2 80

Introduzione 81

Capitolo 1: Benefici Dellapaleo Dieta 86

Ottenere I Carboidrati Giusti Per Produrre Energia.............. 86
Grassi Sani... 86
Cellule Sane 87
Meno Grasso E Più Muscoli 87
Ottenere Tutte Le Vitamine 88
Ridurre Al Minimo Le Allergie... 88
Dieta Facile Da Seguire... 88

Capitolo 2: Ricette Per La Colazione 90

Colazione Con Pomodoro E Uova 90
Colazione Con Ipaleomuffins 91
Paleopancakes Allabanana 92
Pancakesdi Piantaggine.. 93
Paleowaffles Di Patate Dolci... 95

PALEOFRENCH TOAST CON MELANZANE 96
GRANELLA DI ARANCE E DATTERI 97
PALEOBURRITO 99
FRITTATA DI SPINACI 101
FRITTATA DI FIORI DI ZUCCA 103
PALEOHAMBURGER 105

Capitolo 3: Salse E Creme Spalmabili 108

SALSA DI ANACARDI 108
PESTO DI POMODORI ESSICCATI AL SOLE 109
SALSA DI MELANZANE 109
GANACHEAL CIOCCOLATO 110
PALEOSALSA AIOLI 111
MOSTARDADIMIELE 112

Capitolo 4: Snacks E Pastiprincipali 114

UOVA STRAPAZZATE CON SALMONE E ANETO 114
WRAPSDI TONNO E NORI 115
MIX DEL VIAGGIATORE 115
FRULLATO DI COCCO, ANANAS EBANANA 116
FRULLATO DI PATATA DOLCE, MELA E MANDORLE 117
FRULLATO DI SPINACI, LAMPONI E MANDORLE 118
FRULLATO DI AVOCADO, CAVOLO, MELA E LIMONE 118
ANANAS SECCHI TUFFATI NEL CIOCCOLATO CON PANCETTA 119
GAMBERO AL COCCO 120
INSALATA DI CAVOLO 121
INSALATA DI VERDURE FRESCA 122
WRAPSDI POLLO E LATTUGA 123
SALMONE E CETRIOLO 124
PEPERONI CON SALSA DI MELANZANE 125
INSALATA DI FRUTTA 126

CAROTE E SEDANO CON BURRO DI MANDORLE 126
MANDORLE RICOPERTE DI GANACHE AL CIOCCOLATO 127
DATTERI FARCITI AL BURRO DI ANACARDI 128
WRAPDI TACCHINO 128
ROASTBEEFCON SPINACI E PESTO DI POMODORI ESSICCATI AL SOLE 129
INSALATA DI OLIVE E UOVA 130
CETRIOLI BRASATI 130
BANANE AL COCCO E CIOCCOLATO 131
PROSCIUTTO E SOTTACETI 132
WRAP DI LATTUGA E ALICI 132

Capitolo 5: Paleopane 134

PANE DI LINO ALLE MANDORLE 134
PALEOPANE ALL'AGLIO 135
PANE CON LE NOCI NORDICHE 137

Capitolo 6: Ricette Per Contorni 139

PALEOCAROTEARROSTITE 139
PALEOCONTORNO DI ZUCCHINI E PORRI 140
PALEOFUNGHI 141
PALEOPURE DI CAVOLFIORE 143
PALEOCONTORNO DI ASPARAGI 144
PALEOCONTORNO DI ZUCCA 146
PALEOCONTORNO CON BIETOLA 148
PALEOCONTORNO DI BARBABIETOLE ARROSTITE 149
PALEOCONTORNO CON CAVOLETTI DI BRUXELLES 150
PALEOCONTORNO CON PATATE DOLCI 152
CONTORNO DI ASPARAGI E FUNGHI 153

Conclusione 156

Parte 1

Introduzione

La dieta paleo è un modo salutare di mangiare ed eliminare gli effetti nocivi degli alimenti lavorati. La dietapaleo è stata introdotta per la prima voltanegli anni '60, ma non è riuscita ad attirare l'attenzione della gente. Nel 1975, le persone hanno iniziato a prenderla in considerazioneperché riguardava le abitudini alimentari e nutritive dei loro antenati. Seguire la dieta paleo non significa vivere nelle caverne, cacciare per cercare il cibo e vivere senza le comodità moderne. Stiamo parlando di cibo, non di uno stile di vita, è possibile seguire questa dieta per ottenere un sacco di benefici per la salute.

Alcune persone che seguono la dieta paleo possono mangiare anche frutta e frutta secca ad esclusione delle arachidi che appartengono alla categoria dei legumi. Nella dieta si deve includere cibo crudo e sanoevitando granaglie a basso prezzo, legumi, zucchero, latticini e cibo lavorato. I grassi omega-3, l'olio di oliva, l'olio di cocco e gli oli vegetali sono consentiti, sono invece vietati gli oli raffinati. Devi mangiare cibo vero, il cibo che potresti cacciare e coltivare, tranne le verdure amidacee.

La dietapaleo è particolarmente indicata per evitare gli effetti nocivi dei cibi eccessivamente trattati e dei carboidrati. La dieta occidentale non fa bene alla salute perché può causare diverse malattie croniche. Il diabete di tipo 2, il cancro e le malattie cardiovascolari sono collegate al consumo di cibo lavorato. Il cibo lavorato favorisce l'obesità e i problemi digestivi e creadisordinenella tua vita. La dieta Paleo è un buon passo avanti verso un corpo più salutare, perché il cibo genuino ti protegge da un sacco di problemi di salute.

Questo libro è stato ideato per guidarti a conoscere la dietapaleo, i suoi piani alimentari e le ricette. Se vuoi seguire una dieta Paleo, questo libro sarà un buon punto di partenza.

Capitolo 1: panoramica e benefici della dieta Paleo

La dieta paleolitica è semplice e lineare perché devi eliminare il cibolavorato e ad alto contenuto di carboidrati. Seguirai la dieta di un uomo delle caverne evitando i latticini. Dovrai mangiare cibo naturale ed evitare tutti i tipi di cibo lavorato e non salutare. L'elevato consumo di cibo lavorato, con glutine e carboidrati può causare obesità, cancro e diabete e problemi di sterilità. La gente spesso fraintende la dieta paleoe la evita, ma in realtà, è una dieta che fa bene. Tutto è incentrato sul cibo, spesso la gente crede che significhi seguire uno stile di vita da uomo delle caverne. Devi cambiare le tue abitudini alimentare e convertirti al cibo genuino.

Benefici della dieta paleo
La dietapaleo è un modo di mangiare sano ed evitare problemi di salute. Ti mantiene snello, forte ed energico riducendo il

rischio di diabete, malattie cardiovascolari, cancro, obesità e sterilità. Devi evitare una dieta moderna che è piena di cibi raffinati, zuccheri e grassisaturi. Ecco alcuni benefici della dieta paleo che ti aiuteranno a capire perché questa dieta fa bene alla tua salute:

Guadagna cellule salutari
Le cellule del corpo umano sono costituite da grassi saturi e non saturi e la composizione delle tue cellule si basa su una dieta sana. La dieta paleo è in grado di bilanciare naturalmente il tuo grasso corporeo limitando il consumo di cibo non salutare. Gli acidi grassi Omega-3 hanno un ruolo importanteper migliorare le prestazioni del cervello e favorire crescita e sviluppo migliori.

Aumenta i muscoli e riduci il grasso
La dieta paleo si basa sulla carne animale che è una fonte di proteine salutare. Le proteine anabolichevengono usate per costruire nuove cellule e aumentano la massa muscolare. Più i muscoli aumentano

il tuo metabolismo, più energia riceverai per spostare muscoli più grandi. Si è dimostrato utile per il corpoinviare energia alle cellule dei muscoli anziché alle cellule del grasso. Un incremento nelle cellule dei muscoli riduce automaticamente le cellule del grasso. La salutare dieta paleo aiuterà il tuo corpo ad aumentare l'energia per trasportare il glicogeno nei tuoi muscoli, invece dei trigliceridi che si trovano nelle cellule di grasso. I muscoli richiedono più energia del grasso e, con una percentuale più elevata di muscoli rispetto al grasso, avrai un metabolismo basale (BMR) più alto.

Migliora la salute dell'intestino
Lo zucchero e i cibi lavorati possono aumentare il tuo grasso corporeo e causare infiammazioni nel tratto intestinale. Il cibo lavorato può essere il motivo dello stress perché può causare la sindrome dell'intestino permeabile. Se vuoi evitare problemi con il tratto digestivo, devi seguire la dieta paleo. Il bolo dello zucchero del sangue con farine

e carboidrati raffinati, come pane bianco, riso bianco e bevande gassate cariche di zucchero possono aumentare i livelli di citochine, dette anche messaggere infiammatorie.

Circolo della vita
La dieta paleo promuove il consumo di carni e uova allevate al pascolo. Gli animali devono essere allevati in modo naturale sull'erba per tutta la loro vita. Le mucche e i polli devono scorrazzare insieme nei prati per una maggiore sinergia. Nell'ambiente naturale i polli mangiano larve e insetti che trovano sotto lo sterco delle mucche. Lo sterco della mucca può essere un eccellente fertilizzante per l'erba che fornisce cibo alle mucche. La dieta naturale è ottima per gli animaliperché questo cibo è ricco di nutrienti e questi animali saranno benefici per la tua dieta. Le uova e la carne allevate al pascolo hanno un contenuto 10 volte maggiore di omega3rispetto alle galline e alle uova di fattoria.

Tante vitamine e minerali
Puoi mangiare una varietà di verdure e frutta di vari colori. Per tutelare meglio la tua salute, è bene comporre il tuo piatto pieno di colori inclusa una varietà di verdure e frutta di stagione. I colori delle verdure riflettono la presenza di nutrienti particolari. Puoi mangiare con i colori dell'arcobaleno per avere tutte le tue vitamine.

Limita il fruttosio
Il corpo umano reagisce in modo diverso per digerire il fruttosio rispetto ad altri carboidrati. La dietapaleo suggerisce un consumo limitato di fruttosio; quindi, devi fare molta attenzione quando scegli la frutta. Devi evitare le banane e includere i kiwi nella tua dieta. Si consiglia di limitare la dieta a 2 - 3 frutti al giorno regolarmente.

Digestioneed assorbimento
La dieta paleo aumenterà la tua capacità di digerire e assorbire il cibo, perché il manzo allevato al pascolo è migliore di quello allevato in fattoria. Una dieta paleo rigida per 30 giorni è ottima per risolvere i tuoi problemi di digestione. Dopo 30 giorni ti sentirai meglio perché la dieta paleo può risolvere molto i problemi di digestione e assorbimento. Gli alimenti previsti nella dieta paleo ti possono aiutare a liberarti dalle allergie e dal grasso corporeo in eccesso.

Ottima per le allergie e le infiammazioni
La dieta paleo ti aiuterà a ridurre il consumo di allergeni, come il grano. Dopo avere ridotto il consumo di grano, puoi liberarti di un sacco di allergie. È ottima per le infiammazioni e le malattie cardiovascolari perché la dieta si concentra sugli acidi grassiomega 3. Gli animali allevati nei pascoli hanno un rapporto migliore di omega 3 e 6.

Meglio ridurre il peso
La dieta paleo ti aiuterà a ridurre il peso e ad avere più energia riducendo il consumo di zucchero, caffè e grassi non salutari. La dieta paleo, ovvero la dieta a basso contenuto di carboidrati, è ottima per la tua salute perché dopo avere eliminato i cibi lavorati puoi ridurre drasticamente i chili in eccesso. Puoi aumentare la tua sensibilità all'insulina perché i cibi contententi zuccheri non vanno bene per la salute. Riduce il rischio di varie malattie e diminuisce le cellule grasse.

Capitolo 2: cosa mangiare e cosa evitare

Per seguire la dieta paleo, è necessario evitare il consumo di particolari alimenti. Devi fare attenzione con il cibo che puoi mangiare o puoi evitare:

Se vuoi seguire un pasto paleo, è importante avere tutti gli ingredientipertinenti nella tua dispensa. Devi acquistare cibi naturali, ti consigliamo di andare al mercato km. 0 per la frutta fresca, verdure, carne e altri cibi importanti.

Compra carni magre
Ci sono 10 proteine animali essenziali che devono essere non lavorate e prive di ormoni e antibiotici. Gli animali devono essere allevati liberamente nei prati:
- Manzo, bisonte e bufalo
- Pollo, tacchino e anatra (privi di pelle e grasso)
  - Uova

- Selvaggina (cervo, lepre, cinghiale)
- Agnello e capra
- Reni, animelle, lingua, fegatoe midollo

Pesce
Puoi acquistare pesce paleoperché ha un sacco di proteine e grassi omega per favorire la perdita di peso
- Merluzzo
- Acciughe
- Passera di mare
- Pesce persico
- Halibut
- Salmone
- MahiMahi
- Frutti di mare (cozze, gamberi, granchi, aragostee capesante)
  - Sardine
  - Tonno

Frutta paleo

C'è tanta fruttaconsentita nella dieta paleo, ma è bene evitare alimenti ad alto contenuto di zucchero. Nella dieta paleo sono presenti semplici linee guida per la scelta della frutta.

Limita il consumo di frutta con elevato contenuto di zucchero

La tua dieta non deve comprendere banane, mango, ananas, datteri e angurie. Se stai cercando di perdere peso, devi evitare questo tipo di frutta.

Frutta secca

Puoi consumare quantità moderate di frutta secca, come ad esempio un cucchiaio nell'insalata da considerare come spuntino. Le noci devono essere prive di sale e zucchero eccessivo perché possono aumentare il tuo apporto di calorie. Devi consumarne in moderazione perché un elevato consumo di frutta secca non è salutare.

Gli avocado sono importanti

Gli avocado sono grassi salutari e devi includerli nella tua dieta.

Verdure paleo

Come la frutta, puoi consumare quasi tutte le verdure, ma fai attenzione ai tuberi amidacei. Ci sono due cose da tenere in considerazione quando acquisti la verdura:

• Tuberi amidacei: devi limitare il consumo di patate e patate dolci, consumarle in quantità eccessiva non è salutare.

• Legumi: ceci, piselli, soia e lenticchie non sono adatti per la dieta paleo, dovresti toglierli dalla tua lista.

Frutta secca e semi

La frutta secca e i semi sono spesso utilizzati come spuntino nella dieta paleo e sono ottimi per dare un tocco croccante alle tue ricette. Assicurati che siano senza sale, zucchero aggiunti e senza grassi insalubri. Non è possibile mangiare arachidi perché sono considerate una forma di legume.

- Ottima frutta secca adatta alla dieta paleo: anacardi, mandorle, noci macadamia, noci, noci pecan, pistacchi, ecc.
- Ottimi semi adatti alla dieta paleo: semi di zucca, semi di girasole, semi di sesamo, semi di lino

Oli benefici
Gli olibenefici sono importanti per la salute, ma nella dieta paleo non è possibile usare olio vegetale, olio di colza e olio di semi di arachidi. Gli oli molto raffinati non sono salutari perché hanno un contenuto elevato di acidi grassi omega 6 che potrebbero essere il motivo delle infiammazioni presenti nel tuo corpo. È necessario utilizzare olio con un contenuto elevato di omega-3 può ridurre le infiammazioni. Cerca di acquistare oli approvati dalla dieta paleo che non siano molto trattati, come ad esempio l'olio extravergine di oliva.

- Come condimento per l'insalata puoi usare l'olio di avocado, che va bene anche per cucinare il cibo a basse temperature.
- L'olio di cocco è indicato per tutti i tipi di cottura.
- L'olio di semi di lino è eccellente da usare come supplemento di omega 3.
- L'olio extravergine di oliva è indicato come condimento per l'insalata, per la cottura e la frittura.
- L'olio di sesamo dà più sapore al cibo cucinato.
- Puoi usare piccole quantità di olio di noce nelle insalate.

Bevande salutari

Se vuoi includere le bevande salutari nella tua dieta, puoi bere succhi freschi e latte aromatizzato senza elevato contenuto di zucchero. Puoi fare uso delle bevande seguenti:

- caffè e te senza zucchero e latte
- acqua di soda
- acqua di cocco
- latte di mandorle
- acqua naturale
- latte di cocco

Dolci e dolcetti vari della dieta paleo
Puoi assumere una quantità limitata di alcol nella dieta paleo, ma solo in occasioni speciali. Il cioccolato fondente fa bene al cuore e puoi aggiungere miele biologico ai tuoi pasti come dolcificante. Anche i prodotti a base di cocco e stevia sono ottimi dolcificanti a zero calorie.

Capitolo 3: consigli per i seguaci della dieta paleo

Ecco alcuni consigli che ti aiuterannoa creare una dieta paleo salutare, perché ci sono alcuni cibi che devono essere inclusi nella tua dieta:

Proteine magre
Le proteine magre sono importanti per avere muscoli forti, ossa sane e una funzione immunitaria adeguata. Le proteine aumentano il tuo livello di soddisfazione e riducono il desiderio per il cibo malsano.

Frutta e verdura
Frutta e verdura fanno bene alla salute perché sono ricche di vitamine, minerali, antiossidanti e fitonutrienti. Il consumo di frutta e verdura può ridurre la possibilità di sviluppare diabete, cancro, e problemi neurologici.

Grassi salutari
È necessario assumere grassi provenienti da frutta secca, avocado, olio di pesce, olio di oliva e carne allevata al pascolo. I grassi omega-3 e quelli monoinsaturi ti aiuteranno a ridurre le possibilità di sviluppare cancro, diabete, problemi cariovascolari e obesità.

Programma della dieta paleo
La dieta paleo si basa sul cibo non lavorato perché questa dieta è ottima per evitare obesità, diabete e problemi cardiovascolari. Non esiste un modo corretto di mangiare, ma è bene concentrarsi sugli alimenti salutari evitando latticini, prodotti a base di frumento, legumi, soia, olio di girasole, di semi di mais e di vinaccioli. Eccodi seguito un modello di programma di dietache ti aiuterà a seguire la dieta paleo:

Colazione paleo
Per colazione, puoi fare un'omelettecon broccoli, funghi e cipolla. Assicurati di utilizzare olio di oliva, alimenti arricchiti diomega-3 e fettine di petto di pollo.

Pranzo paleo
Nella settimana iniziale, puoi prendere un'insalata verde mista, ravanelli, spinaci, peperoni, carote, cetrioli, mandorle, avocado, noci, mele, pere, ecc. Puoi preparare l'insalata unendo le varie verdure, noci e frutta. Puoi usare olio di oliva e pepe nero per dare più sapore alla tua insalata. Anche il succo di limone è importante per ridurre il grasso corporeo. Puoi mescolare pezzi dipollo, tacchino o agnello. Anche il pesce è una buona scelta, ad esempio salmone, tonno, frutti di mare, ecc.

Cena paleo
Per cena, puoi provare la zucca gialla spaghetti con la pasta condita con sugo alla marinara e pesto. Barbabietola arrostita e pollosono un'ottima cena con

broccoli al vapore, spianci e asparagi al vapore. Salmone, tonno e halibut sono ottimi da fare grigliati con olio di oliva e aglio. La tua cena deve essere composta da verdure e carne magra per avere un sacco di proteine.

Dolci paleo
Puoi approffitare dei frutti di bosco e altra frutta succulenta, sono ottimi come dolce. Carote, gambi di sedano e fette di frutta sono squisiti per soddisfare la tua voglia di dolce.

Capitolo 4: piano alimentare di 30 giorni (4 settimane)

Se vuoi perdere peso, prova il piano alimentare di 30 giorni. Questo modello di piano alimentarecontiene ricette semplici e facili, puoi cambiare queste ricette con le salutari ricette paleo:

Giorno 01

Colazione: frittata con cavolo riccio

Pranzo: insalata di zucchini e pomodori

Cena: pollo all'arancia paleo

Giorno 02

Colazione: **uova al forno**

Pranzo:insalata di carote e cavolo riccio

Cena: salmone con noci e cetrioli

Giorno 03

Colazione: uova e funghi al forno

Pranzo: insalata paleo

Cena: petto di pollo

Giorno 04
Colazione: uova con frittelle di patate
Pranzo: macedonia di frutta e crema al cocco
Cena: cavolo riccio e radici commestibili

Giorno 05
Colazione: **muffin alle uova**
Pranzo: **enchiladas**
Cena: gamberetti al curry

Giorno 06
Colazione: frullato di cavolo riccio
Pranzo: pollo arrosto
Cena: cavolini di Bruxelles con mandorle e pancetta

Giorno 07
Colazione: granella di cacao, kefir e semi di canapa

Pranzo: insalata di pollo e verdura
Cena: hamburger di tacchino o pollo

Giorno 08
Colazione: uova e bacon
Pranzo: macedonia di avocado e anguria
Cena: hamburgher di tonno

Giorno 09
Colazione: muffin ai mirtilli
Pranzo: pasta alle zucchine con salsa al pomodoro
Cena: zucca gialla della varietà "spaghetti", pollo e funghi

Giorno 10
Colazione: uova strapazzate e avocado
Pranzo: insalata di tonno
Cena: pollo alle mandorle

Giorno 11
Colazione: waffle alla cannella

Pranzo: insalata di avocado e broccoli
Cena: **lasagne al forno**

Giorno 12
Colazione: pancake al cocco
Pranzo: insalata estiva
Cena: pollo rosolato

Giorno 13
Colazione: pancake al cioccolato
Pranzo: insalata di pollo
Cena: torta salata paleo

Giorno 14
Colazione: pancake al limone
Pranzo: insalata di uova
Cena: salmone con funghie porri

Giorno 15
Colazione: frullato al cocco
Pranzo: insalata di avocado, cavolo riccio e arance

Cena: manzo e zucchine

Giorno 16
Colazione: uova strapazzate o sode
Pranzo: insalata di avocado e asparagi
Cena: insalata di cavolo a coriandoli

Giorno 17
Colazione: verdura paleo e pizza di pollo
Pranzo: insalata di pollo e broccoli
Cena: cavolo riccio e tacchino alle spezie

Giorno 18
Colazione: pancake paleo
Pranzo: insalata di spaghetti di barbabietola Arugula
Cena: bistecca delizia

Giorno 19
Colazione: muffin di zucchine e zucca
Pranzo: macedonia di fragole e lavanda
Cena: pollo al curry

Giorno 20:
Colazione: milkshake al cioccolato
Pranzo: insalata di verdure crude
Cena: salmonecon zucca e patate dolci
Giorno 21
Colazione: frullato di banana, mela e cannella
Pranzo: zuppa di rape paleo
Cena: kebab di pollo e verdure
Giorno 22
Colazione: insalata di uova e lattuga
Pranzo: manzo arrosto con verdure
Cena: chips di banana
Giorno 23
Colazione: manzo arrosto con pesto
Pranzo: cavolo affogato e manzo
Cena: maiale alla senapecon insalata di cavolo
Giorno 24
Colazione: uova in salsa
Pranzo: curry al cocco

Cena: cavolfiore e tonno affumicato

Giorno 25

Colazione: manzo fritto con carote

Pranzo: uova bollite e pancetta con pomodoro

Cena: stufato con semi di zucca

Giorno 26

Colazione: omelette di pollo e asparagi

Pranzo: cozze con salsa all'aglio

Cena: pollo al limone, aglio e olive

Giorno 27

Colazione: fegato di manzo e broccoli al forno

Pranzo: costolette di agnello frittee spinaci

Cena: chili alla zucca

Giorno 28

Colazione: omelette di spinaci e cipolla

Pranzo: insalata di tonno con mandorle e lattuga

Cena: zuppa di zucca e trota alla griglia

Giorno 29

Colazione: spaghetti paleo
Pranzo: zuppa di verdure e pollo
Cena: goulash di manzo

Giorno 30

Colazione: uova e pollo con un frutto
Pranzo: patate dolci e zucchine
Cena: manzo alla Bourguignon
Note: come spuntinoè possibile mangiare frutta e verdura fresca con salse salutari. Ti aiuteranno ad alleviare il senso di fame.

Capitolo 5: ricette per la colazione paleo

Inizia la tua giornata con una colazione sana, ecco alcune deliziose ricette per rendere più facile il tuo lavoro al mattino.

Ricetta 01: muffin alle uova e pancetta

Tempo totale: 30 minuti
Porzioni: 6
Ingredienti
Pepe nero (in polvere): 1 pizzico

Uova: 8
Cipollotto tritato: 2 cucchiai

Pancetta: 6 fette

Spray da cucina: quanto basta

Pomodorini ciliegini: 1 tazza (tagliati a metà)

Procedimento:
1. Pre-riscaldare il forno a circa170 °C. Ungere 6 stampi per muffin con lo spray da cucina.

2. Cuocere la pancetta in una padella grande a fuoco medio. Girare di tanto in

tanto, fino a metà cottura, per circa5 minuti.

3. Asciugare tutte le fette di pancetta con carta da cucina e tagliarla in piccoli pezzi.

4. Mescolare pepe nero, cippolotto, pomodori, uova e pancetta in una ciotola. Versare il composto negli stampi da muffin già unti con lo spray da cucina.

5. Cuocere in forno pre-riscaldato per circa 15 – 20 minuti, finché i muffin non sono rassodati al centro.

Ricetta 02: omelette al curry
Tempo totale: 30 minuti
Porzioni: 1
Ingredienti

Olio di sesamo chiaro: 1 cucchiaio

Aglio tritato: 1/2 cucchiaino

Cipolla tritata: 2 cucchiai

Cipollotto (a fette): 2 cucchiai

Peperone a pezzetti (rosso): 1/4 di tazza

Sale: 1/4 di cucchiaino da te

Coriandolo in polvere: 1/2 cucchiaio

Cumino in polvere: 1/2 cucchiaino

Curcuma in polvere: 1/2 cucchiaino

Uova sbattute: 2

Procedimento:

1. Riscaldare dell'olio di sesamo nella padella a fuoco medio. Aggiungere l'aglio e cuocerlo per circa 20 secondi per ottenere sapore.

2. Aggiungere sale, peperone, cippollotto e cipolla. Cuocere per circa un minuto in modo che le verdure diventino morbide.

3. Aggiungere la curcuma, il cumino e il coriandolo e cuocere per circa 30 secondi.

4. Spargere le verdure in modo equilibrato nella pentola, versare le uova sbattute e cuocere delicatamente per farle rapprendere, ora capovolgere e cuocere per altri 30 secondi per farle rassodare.

5. Arrotolare l'omelette sul piatto da portata.

Ricetta 03: Macedonia di frutta mista

Tempo totale: 15 minuti
Porzioni: 4
Ingredienti
Impasto
Uvetta passa: ¼ di tazza

Arance pelate e tagliate (fettine tipo bocconcini): 2

Uva rossa (senza semi): 1 tazza

Datteri a pezzi (snocciolati): ¼ di tazza

Noci a metà: ¼ di tazza

Ciliegie a metà e snocciolate: ½ tazza

Procedimento:
1. Unire le noci, i datteri, l'uvetta, le ciliegie, l'uva e i pezzi di arance in una.

2. Mescolare bene per amlagmare tutti gli ingredienti e servire fredda.

Ricetta 04: uova paleo al forno in avocado
Tempo totale: 25 minuti
Porzioni: 2
Ingredienti
Ripieno
Uova piccole: 2

Erba cippolina tritata: 2 cucchiani da te

Avocado a metà e snocciolato: 1

Prezzemolo essicato: 1 pizzico

Pepe nero in polvere e sale marino: quanto basta

Pancetta a pezzetti: 2 fette

Procedimento:
1. Preriscaldare il forno a circa220°.

2. Rompere le uova in un recipiente, fare attenzione a mantenere i rossi intatti.

3. Disporre le metà dell'avocado in una pirofila eappoggiarle lungo i bordi per evitare di rovesciarle. Posizionare delicatamente un rosso d'uovo nella metà dell'avocado, con il cucchiaio versare il bianco d'uovo nel foro per riempirlo.

4. Ripetere la procedura con l'altro rosso d'uovo, il bianco d'uovo e l'avocado. Condire ogni metà d'avocado con pepe, sale, prezzemolo ed erba cipollina.

5. Infilare delicatamente la pirofila nel forno pre-riscaldato e cuocere per circa 15 minuti. A cottura ultimata, cospargere un po' di pancetta sull'avocado.

Ricetta 05: macedonia con lime e miele
Tempo totale: 20 minuti
Porzioni: 8
Ingredienti
Ripieno
Banane a fettine: 2 grandi

Miele: 2 cucchiai

Succo di lime: succo di 1 lime

Pinoli: 1/3 di tazza

Fragole (mondate e a fettine): circa 450 gr.

Mirtilli: 220 gr. circa

Procedimento:

1. Unire i mirtilli, le fragole e le banane in una ciotola. Spruzzare del succo di lime e del miele sulla frutta mista.

2. Mescolare bene per fare amalgamare bene tutta la frutta e aggiungere i pinoli. Servire fredda.

Ricetta 06: frittata paleo con riso di cavolfiore

Tempo totale: 30 minuti

Porzioni: 4

Ingredienti

Ripieno

Cavolfiore (in pezzi grandi): 1 testa di cavolfiore grande

olio di avocado: 2 cucchiai

Sale all'aglio: 1 pizzico

Bianchi d'uovo: 2 tazze

Uova: 4

Polvere d'aglio: 1 pizzico,

Pepe nero (in polvere): 1 pizzico

Frammenti di peperono: 1 pizzico

Procedimento:

1. Posizionare la griglia del forno a circa 15 cm dalla fonte di caloree pre-riscaldare la griglia del forno.

2. Spezzettare il cavolofiore nel mixer con l'apposita lama affilata per creare pezzetti simili al riso.

3. Riscaldare l'olio in una pentola adatta al forno a medio calore. Aggiungere il sale all'aglio e il riso di cavolfiore e mescolare bene per circa 3 – 4 minuti.

4. Mescolare sale, pepe nero, aglio in polvere, uova e chiare d'uovo insieme in una terrina. Versare il composto di cavolfiore sulla miscela di chiare d'uovo e cuocere bene per circa 5 – 7 minuti.

5. Mettere la padella stotto la griglia del forno per circa 5 – 7 minutie cuocere bene. Lasciare raffreddare per 5 minutie servire.

Ricetta 07: salsa da colazione
Tempo totale: 15 minuti
Porzioni: 6
Ingredienti
Ripieno
Pancetta: 9 fette

Pomodoro sminuzzato: 1 fresco

Cipolla tritata: ½

Salsa di pomodoro ½ tazza

Peperoncino Jalapeno(sminuzzato e senza semi): 1 fresco

Procedimento:
1. Mettere la pancetta in una padella profonda e larga. Cuocerla a medio calore in modo che si dori in modo uniforme.

2. Spegnere il fuoco e asciugare la pancetta con due fogli di carta da cucina. Versare dell'olio dalla padella e lasciarne uno strato sottile.

3. Saltare il peperoncino, il pomodoro e le cipolle in una padella, per circa 3 minuti, la cipolla deve diventare tenera. Sbriciolare le fette di pancetta nella padella e versarle

nella deliziosa salsa al pomodoro. Cuocere in modo uniforme fino a cottura ultimata.

4. Servire calda con tortilla al cocco.

Capitolo 6: ricette per pranzo paleo

Il pranzo paleo è molto importante per affrontare il tuo appetito. È importante mangiare cose salutari. Ecco alcune ricette indicate per il pranzo paleo.

Ricetta 08: Butternutsquash

Tempo totale: 15 minuti
Porzioni: 4
Ingredienti
Ripieno
Pancetta a dadini: 4 fette

Fiocchi di peperone rosso 1 cucchiaino

Aglio tritato: 1 cucchiaino

Cavolo cinese: 900 gr.

Olio di oliva: 1 cucchiaino

Sale: quanto basta

Cipolla rossa tritata: ½ piccola

Procedimento:
1. Friggere le fette di pancetta in una padella grande a fuoco medio in modo che diventino croccanti. Rimuovere la pancetta fritta e asciugare il grasso in eccesso.

Lasciare circa un cucchiaio da tavola di grasso nella padella.

2. Aggiungere aglio, fiocchi di peperone rosso, cipolla e olio di oliva nella padella. Cucinare bene a calore medio in modo che la cipolla diventi tenera.

3. Ora aggiungere il cavolo cinese nella padella e coprirla con un coperchio. Cuocere per 3-5 minuti. Rimuovere il coperchio e mescolare bene per circa 2 minuti, in modo che il cavolo cinese diventi tenero.

4. Aggiungere la pancetta e condire con sale e pepe. Servire caldo.

Ricetta 09: cavolini di Bruxelles
Tempo totale: 30 minuti
Porzioni: 4
Ingredienti
Ripieno
Acqua: 3 tazze

Pancetta a dadini: 220 gr.

Sale: 1 cucchiaino

Cavolini di Bruxelles mondati: 450 gr.

Pepe nero (in polvere): 1 cucchiaino

Olio di oliva: 2 cucchiai

Aglio tritato: 2 spicchi

Procedimento:
1. Fare bollire l'acqua in una pentola e aggiungere tutti i cavolini di Bruxelles e fare cuocere per circa 5 – 7 minuti. Lasciarli leggermente sodi. Asciugarli e risciacquarli con acqua fredda. Tagliare i cavolini a metà e metterli da parte.

2. Riscaldare 1 cucchiaio di olio di oliva in una padella grande a fiamma media. Aggiungere pancetta e aglio e cuocere per circa 5 minutiper fare dorare l'aglio.

3. Aggiungere i cavolini di Bruxelles e l'olio di oliva restante. Diminuire il calore per cuocere a fiamma media e scuotere bene i cavoli per ricoprirli di tutti i sapori. Condire con sale e pepe e cuocere per 5minuti. Servire caldi.

Ricetta 10: pomodori arrostiti all'aglio
Tempo totale: 25 minuti
Porzioni: 6
Ingredienti
Ripieno
Olio di oliva: 2 cucchiai

Pomodorini datterini: 4 tazze

Sale e pepe: quanto basta

Aglio a pezzetti: 4 spicchi

Procedimento:
1. Pre-riscaldare il forno a circa230 °C. Disporre un foglio di alluminio sulla pirofila dove si desidera cuocere l'alimento.

2. Mettere aglio e pomodori in una ciotola. Aggiungere olio e mescolare bene per coprire tutti gli ingredienti. Condire con sale e pepe in base al gusto.

3. Disporre i pomodori in modo uniforme sul foglio di alluminio cosparso di olio. Cuocere i pomodori nel forno pre-riscaldato per circa 15 – 20 minuti.

4. Servire caldi.

Ricetta 11: granchio marinato
Tempo totale: 30 minuti
Porzioni: 8
Ingredienti
Ingredienti
Surimi (in fiocchi): 450 gr.

Succo di lime: 2 lime spremuti

Peperoni Serrano a dadini: 3

Pomodori a dadini: 2 grandi

Olio di oliva: 1 cucchiaio

Cipolla rossa tritata: 1

Pepe e sale: quanto basta

Coriandolo tritato: 1 mazzetto

Procedimento:

1. Mettere il surimi a pezzetti in una ciotola di vetro o di porcellana. Le ciotole di metallo o di plastica non sono consigliate.

2. Aggiungere l'olio di oliva al surimi per fare penetrare bene l'olio e aggiungere i peperoni serrano, i pomodori, la cipolla e il coriandolo.

3. Spremere entrambi i lime sopra il composto e mescolare bene il succo di lime.

4. Condire con sale e pepe quanto basta. Mettere in frigo per circa un'ora prima di servire.

Ricetta 12: insalata di funghi
Tempo totale: 25 minuti
Porzioni: 4
Ingredienti
Ripieno
Aceto balsamico: 2 ½ cucchiai

Olio di oliva: 1 cucchiaio

Sale e pepe: quanto basta

Funghi freschi (a fette): 1 tazza e mezza

Aglio tritato: 1 spicchio

Insalatina novellamista: 280 gr.

Olio di oliva: 2 ½ cucchiaini

Procedimento:
1. Riscaldare un cucchiaio di olio in una padella a fuoco medio. Aggiungere i funghi freschi e cuocere bene finché non

diventano teneri. Continuare a cuocere per ridurre il succo dei funghi a quasi 2 cucchiai.

2. Aggiungere l'olio di oliva restante, il pepe, il sale e l'aceto balsamico per creare una miscela uniforme. Spegnere la fiamma e lasciare i funghi nella padella in modo da lasciarli intiepidire.

3. Mettere l'insalatina novella in una terrina da portata e condire con la miscela di funghi caldi (i funghi eccessivamente caldi potrebbero fare appassire l'insalatina). Mescolare questa miscela e servire.

Ricetta 13: insalata di cetrioli
Tempo totale: 20 minuti
Porzioni: 4
Ingredienti
Ripieno
Aceto di sidro: ¼ di tazza

Pomodori datterini tagliati a metà: 470 gr.

Cetrioli tagliati a fette e senza semi: 3

Olio di oliva: ¼ di tazza

Cipolla tritata: 1

Capperi essicati: 110 gr.

Peperoncino essicato: 2 cucchiaini

Peperoni a dadini(giallo): 2

Procedimento:
1. Mescolare la cipolla rossa, i cetrioli, i peperoni e i pomodori in una ciotola. Mescolare dell'olio di oliva, aceto, aneto e capperi.

2. Agitare tutto bene per coprire tutti gli ingredienti. Servire freddo o a temperatura ambiente.

Ricetta 14: insalata di pancetta e mandorle

Tempo totale: 35 minuti
Porzioni: 8
Ingredienti
Ripieno
Pancetta: 220 gr.

Olio di oliva: ¼ di tazza

Aceto bianco: 2 cucchiai

Lattuga rossa (a pezzetti): 1 testa

Mandarini (essicati): 420 gr.

Honey: 3 cucchiaini

Cipollotto tritato: 1 mazzetto

Senape piccante (polvere): ½ cucchiaino

Mandorle a lamelle: ¾ di tazza

Sale aromatico al sedano: ½ cucchiaino

Paprika in polvere: ½ cucchiaino

Procedimento:

1. Prendere una padella media e scaldarla a fiamma media. Cuocere la pancetta nella padella fino a doratura. Asciugarla, farla raffreddare e sbriciolarla.

2. Ora preparare in una ciotola un condimento mescolando olio di oliva, paprika, sale al sedano, senape piccante in polvere, miele e aceto.

3. Aggiungere mandorle, pancetta, cipollotto, mandarini, e lattuga in una ciotola da portata. Versare il condimento e mescolare tutti gli ingredienti. Servire calda o fredda.

Ricetta 15: pizza paleo croccante
Tempo totale: 30 minuti
Porzioni: 4
Ingredienti
Ripieno
Olio di cocco: 1 cucchiaio

Farina di mandorle: 1 tazza

Semi di lino: 2 cucchiai

Uovo: 1

Procedimento:
Pre-riscaldare il forno a circa175°. Rivestire la leccarda con carta da forno.

Mescolare i semi di lino, l'olio di cocco, l'uovo e la farina di mandole in un mixer. Trasferire il composto sul foglio di carta da forno unto e stendere secondo lo spessore desiderato.

Aggiungere i condimenti desiderati come ad esempio verdure, cipolla, olive, pezzi di pollo e ketchup.

Cuocere nel forno pre-riscaldato fino a doratura per circa 20 minuti.

Capitolo 7: ricette per cena paleo

Ecco alcune deliziose ricette per la cena. Queste cene sono molto indicate per chi deve perdere peso.

Ricetta 16: torta al salmone

Tempo totale: 30 minuti
Porzioni: 4
Ingredienti
Ripieno
Salmone (in fiocchi e asciutto): 400 gr.

Pepe nero (in polvere): 1 cucchiaino

Uova sbattute: 2

Olio vegetale: 3 cucchiai

Cipolla tritata: 1 piccola

Procedimento:
1. Togliere tutte le lische dal salmone e separare la carne. Mettere da parte.

2. In una ciotola sbattere le uova, aggiungere il pepe, il salmone e la cipolla tritata. Mescolare bene.

3. Dare la forma di polpettine da circa 50 gr. l'una (fare circa 7 – 8 polpettine). Riscaldare una padella grande a fiamma

media con dell'olio. Friggere le polpettine per ogni lato per circa 5 minuti. Devono essere dorate e croccanti.

Ricetta 17: pollo con latte di cocco
Tempo totale: 30 minuti
Porzioni: 4
Ingredienti
Ripieno
Cumino in polvere: 1 cucchiaino

Cipolla tritata: 1

Zenzero sminuzzato: 1 cucchiaino

Peperoncino cayenne (in polvere): 1 cucchiaino

Peperoncino jalapeno sminuzzato e senza semi: 2

Curcuma in polvere: 1 cucchiaino

Aglio tritato: 2 spicchi

Coriandolo in polvere: 1 cucchiaino

Pomodori tagliati a dadini e senza semi: 3

Pollo senza ossa e senza pelle: 4 petti (metà)

Latte di cocco: 400 gr.

Sale e pepe: quanto basta

Prezzemolo tritato: 1 mazzetto

Olive oil: 2 cucchiai

Procedimento:

1. Prendere una ciotola media e mescolare coriandolo, curcuma, peperoncino cayenne e cumino. Mettere il pollo nella ciotola e condire con sale e pepe quanto basta. Strofinare tutti i lati del pollo con la miscela di spezie.

2. Riscaldare l'olio d'oliva (1 cucchiaio) in una padella a fuoco medio. Mettere il pollo nella padella e cuocere ciascun lato per circa 10 – 15 minutiin modo che diventi dorato e i succhi si restringano. Spegnere il fuoco e mettere da parte.

3. Aggiungere l'olio restante nella padella e riscaldarlo. Aggiungere aglio, i peperoncini jalapeno, zenzero e cipollanella padella e cuocere 5 minutiin modo che diventi tenero.

4. Aggiungere i pomodori mescolando e cuocere per 5 – 8 minuti. Incorporare il latte di cocco servendolo sul pollo cotto. Guarnire con del prezzemolo.

Ricetta 18: zuppa di spinaci
Tempo totale: 30 minuti
Porzioni: 8

Ingredienti

Ripieno

Olio di oliva: 3 cucchiai

Pimento in polvere: ¼ di cucchiaino

Cipolla tritata: 1

Noce moscata in polvere: ¼ di cucchiaino

Patate pelate e spezzettate: 2

Sedano tritato: 2 gambi

Zucchine tagliate a dadini: 4 tazze

Aglio tritato: 4 spicchi

Brodo vegetale: 6 tazze

Radice di zenzero tritata: 2 cucchiai

Peperoncino cayenne: 1 pizzico

Zucchero Turbinado: 1 cucchiaio

Spinaci tritati: 1 tazza

Sale marino: 2 cucchiaini

Peperone sminuzzato (rosso): ½

Curcuma in polvere: ¼ di cucchiaino

Procedimento:

Riscaldare l'olio in una pentola o padella larga a fiamma media. Aggiungere mescolando zucchero, zenzero, aglio, sedano e cipolla e cuocere per cinque minuti per ammorbidire la cipolla. Insaporire con noce moscata, pimento, curcuma e sale.

Aggiungere zucchine e patate e il brodo vegetale mescolando. Fare bollire, diminuire il calore a fiamma bassa e sobbollire per dieciminutiin modo che le patate diventino tenere.

Spegnere il fuoco e condire la zuppa con peperoncino di cayenna. Aggiungere gli spinaci e sminuzzare il composto con un mixer ad immersionefino a farlo diventare uniforme. Guarnire con peperone rosso e servire calda.

Ricetta 19: zuppa di manzo
Tempo di cottura: 30 minuti

Porzioni: 2 - 3

Ingredienti

Brodo dashi– 1 tazza

Salsa di soia– ¾ tazza

Mirin – ¾ tazza

Zucchero bianco – ¼ tazza

Spaghetti shirataki – 220 gr.

Olio di colza – 2 cucchiaini

Controfiletto di manzo (a fette) – 450 gr.

Cipolla (a fette) – 1

Olio di colza – 1 cucchiaino

Sedano (affettato) – 2 gambi

Carote (affettate) – 2

Cipollotti (in pezzi) – 5

Funghi (a fette) – 4

Tofu (cubetti) – 400 gr.

Procedimento:

1. In una ciotola mescolare zucchero, salsa di soia, mirin e brodo dashi.

2. Prendere una pentola e fare bollire gli spaghetti per 2 minuti. Controllare la cottura, a cottura ultimata, scolarli e risciacquarli con acqua fredda.

3. Prendere una padella e aggiungervi l'olio di colza. Aggiungere quindi il controfiletto di manzo e cuocerlo per circa 10 minutifinché non diventa morbido e tenero.

4. A cottura ultimata del manzo, aggiungere sedano, funghi, carote e cipolla. Mescolare bene in modo che tutti gli ingredienti si amalgamino. Ora aggiungere i cipollotti insieme agli spaghetti, al tofu e alla miscela di brodo dashi.

5. Quando il compostoarriva a bollore, servirlo in una grossa ciotola da condividere con tutta la famiglia.

Ricetta 20: insalata di cetriolini
Tempo di cottura: 25 minuti
Porzioni: 4
Ingredienti
   Uova: 8

Senape bruna: ¼ di cucchiaino

Senape in polvere: ¼ di cucchiaino

Maionese: ½ tazza

Pepe nero (in polvere) e sale: quanto basta

Cipppollotto (tritato): 2 cucchiai

Sedano tritato: 2 cucchiai

Paprika: ¼ cucchiaino

Cetriolini tagliati: 1 cucchiaio

Procedimento:

1. Nel primo passaggio mettere le uova in una casseruola (in un unico strato) e coprirle con acqua fredda. Scaldare la casseruola a fuoco medio per fare bollire l'acqua e abbassare la fiamma.

2. Cuocere le uova a bassa temperatura per circa dieci minuti. Spegnere il fuoco e rimuovere l'acqua. Lasciare le uova sode

sotto il rubinetto dell'acqua fredda corrente per qualche istante per farle raffreddare. Sgusciare le uova e tagliarle.

3. Mescolare la senape in polvere, lasenape bruna, i cetriolini, il sedano, i cippollotti, la maionesee le uova tagliate in una ciotola grossa. Aggiungere sale, pepe e paprika sulle uovae servire con cracker o riempire dei pomodori scavati e servire.

Ricetta 21: gamberetti in salsa harissa
Tempo di cottura: 20 minuti
Porzioni: 2
Ingredienti

Gamberetti congelati: 30 - 40

Acqua: ½ tazza

Mix di spezie (Ras elhanout): 1 cucchiaio

Cipolla gialla tritata: 1/3 tazza

Aglio tritato: 1 cucchiaio

Sale marino: ½ cucchiaino

Prezzemolo tritato (fresco): 1 cucchiaio

Coriandolo tritato (fresco): 1 cucchiaio

Salsa harissa: 200 gr.

Olio di oliva: 2 cucchiai

Couscous (cotto): 2 tazze

Procedimento:

1. Riscaldare il forno a circa 200°C.

2. Lavare i gamberetti con acqua fresca e farli bollire in una pentola piena d'acqua per circa 7 minuti a fiamma media. Togliere l'acqua e farli raffreddare. Sgusciare tutti i gamberetti.

3. Mettere i gamberetti cotti in una ciotolataginee aggiungere l'acqua, la cipolla, il mix di spezie, il sale, l'aglio, e il prezzemolo. Versare la salsa sul compostoe condire con dell'olio di oliva. Mescolare bene.

4. Mettere la ciotola in forno per circa 20 minutisenza coprirla e nel frattempo cuocere il couscous.

5. Togliere la ciotola dal forno e mettere un coperchiotagine (a forma di cono) per coprire. Cuocere a vapore per circa 5 - 10 minuti. Servire il couscous e i gamberetti in un piatto.

Ricetta 22: zuppa di cipolle
Tempo di cottura: 30 minuti

Porzioni: 4

Ingredienti

Sedano (tritato) – ½ gambo

Cipolla (tritata) – 1

Carota (tritata) – ½

Zenzero (grattuggiato) – 1 cucchiaino

Aglio (sminuzzato) – ½ cucchiaino

Brodo di pollo – 2 cucchiai

Brodo di carne in granuli - 3 cucchiaini

Funghi (tagliati) – 1 tazza

Acqua – 2 tazze

Funghetti sott'olio (a fette) – 1 tazza

Erba cipollina (tritata) – 1 cucchiaio

Procedimento:

1. Prendere una padella e aggiungervi i seguentiingredienti quali cipolla, zenzero, carota, aglio, sedano e funghi. Mescolare bene e quindi aggiungere il brodo di pollo. Mescolare l'intera miscela e fare cuocere per 5 minuti.

2. Quando arriva a bollore, aggiungere il brodo di manzo con acqua. Coprire con il coperchio e cuocere per 10 minuti.

3. Aggiungere i funghi restanti nel fondo di una ciotola e quando la miscela di zuppa è pronta, versarla nella ciotola. Tutti gli ingredienti si mescoleranno con i funghetti.

4. Cospargere l'erba cipollina nella ciotola e servire quando pronta.

Capitolo 8: ricette di spuntini e dessert paleo

Soddisfa il tuo palato e il tuo appetito fra un pasto approfittando di queste ricette.

Ricetta 23: barrette al cacao e mandorle
Porzioni: 1 barretta
Tempo di preparazione: 30 minuti
Ingredienti

Mandorle: ¼ di tazza
Fave di cacao frantumate: ¼ di tazza
Fichi: 3

Cacao in polvere: 1 cucchiaio

Bacche di goji: ¼ di tazza

Procedimento:

1. Aggiungere le mandorle nel contenitore del mixer tritandole con la tecnica a impulsi per ottenere una consistenza grossolana.

2. Mettere le mandorle tritate in una ciotola e prelevare la polpa intera dai fichi mettendola nella ciotola con le mandorle. Aggiungere le bacche digoji, le fave di cacao e la polvere di cacao.

3. Mescolare bene tutti questi ingredienti, prelevare con le mani la miscela e formare una baretta rettangolare. E'possibileavvolgare ogni barretta in carta oleata. E' possibile dare nuovamente la forma alla barretta dopo averla avvolta nella carta oleata.

Ricetta 24: sorbetto alla mela

Tempo di cottura: 30 minuti
Tempo di raffreddamento: 4 ore e 5 minuti
Porzioni: 8
Ingredienti
Ingredienti
Mele Smith (senza torsolo e a fette): circa 500 gr.

Succo di limone: spremere 1 limone e mezzo

Miele: 1 cucchiaio

Acqua: 1 tazza e mezza

Zucchero: 1 tazza e mezza

Procedimento:
Prendere un contenitore di plastica o un sacchetto di plastica richiudibile e mescolare le mele con il succo di limone (1/2 succo) e congelarlo per una notte.

Prendere un tegame piccolo e portare acqua e zuccherro ad ebollizione a fiamma media. Diminuire il calore e sobbollire per circa cinqueminuti. Spegnere il fuoco e aggiungere il miele. Fare raffreddare questa miscela completamente.

Mettere le mele nelmixer e ridurle in polpa con il succo di limone rimanente e lo sciroppo di zucchero. Mescolare la miscela per renderla uniforme. Le bucce di mela daranno una consistenza unica a questo sorbetto.

È possibile trasferire il composto nella gelatiera e congelarlo come da istruzioni. Lasciare il sorbetto a temperatura ambiente per almeno 10 minuti prima di servire.

Ricetta 25: Datteri ripieni
Tempo di cottura: 30 minuti
Porzioni: 25
Ingredienti
Ingredienti
Cioccolato tritato: 220 gr.

Datteri Medjool (snocciolati): 25

Noci pecan a metà: 25

Cocco tritato (zuccherato): 2 cucchiai

Preparazione:
Mettere il cioccolato in una ciotola di plastica o di vetro e riscaldarlo nel

microonde per circa due minuti e mescolare ogni trenta secondi per renderlo uniformeh.

Rivestire la leccarda da forno con un foglio di alluminio e riempire ogni dattero con una metà di noce pecan e posizionare sul foglio di alluminio.

Cospargere il cioccolato fuso sui datteri e anche il cocco. Mettere i datteri nel freezer e congelare per quasi un'ora. Servire con noci aggiuntive in base al gusto.

Ricetta 26: macaron deliziosi
Porzioni: 18
Tempo totale: 30 minuti
Ingredienti
Ingredienti
Olio di oliva spray

Cocco in fiocchi (non zuccherato): 2 tazze e 1/2

Farina 00: 1 tazza

Anacardi: 3/4 di tazza

Acqua: 3/4 tazza

Zucchero grezzo (Turbinado): 1/2 tazza

Sale: 1/2 cucchiaino

Estratti di mandorla: 1/2 cucchiaino

Procedimento:
1. Pre-riscaldare il forno a circa 200°. Ungere la teglia da forno con l'olio spray da cucina.

2. Unire la farina e il cocco in una ciotola grande.

3. Usare un mixer per formare una purea con l'estratto di mandorla, il sale, lo zucchero, l'acqua e gli anacardi.

Mescolare la miscela con gli anacardi nella miscela di cocco e mescolarle bene.

4. Formare delle palline da 2 cm. e mezzo dalla miscela di cocco dando una forma piatta. Disporre le palline sulla teglia da forno.

5. Cuocere i macaron nel forno pre-riscaldato per circa12 – 15 minutiin modo che i bordi diventino dorati.

Ricetta 27: torta alla mousse di melasenza zucchero

Tempo di cottura: 30 minuti
Porzioni: 12
Ingredienti
Ingredienti
Lievito in polvere: 1 cucchiaino

Bicarbonato di sodio: 1 cucchiaino

Zucchero di canna o sostituto dello zucchero: ¾ di tazza

Uova: 2

Estratto di vaniglia: 1 cucchiaino

Cannella in polvere: ½ cucchiaino

Noce moscata (in polvere): ½ cucchiaino

Uvetta: ½ tazza

Sale: ½ cucchiaino

Farina multi-uso: 2 tazze

Mousse di mela non zuccherata: 1 tazza e ½

Procedimento:

1. Pre-riscaldare il forno a quasi 200 °C e ungere una teglia da forno con olio spray da cucina. Mettere da parte.

2. Setacciare insieme il lievito in polvere, il bicarbonato, la cannella, il sale, la noce moscata e la farina. Mettere da parte.

3. Sbattere le uova e aggiungere zucchero, vanigliae mousse di mela. Aggiungere la miscela di farina nella miscela di uova e sbattere bene per rendere uniforme. Ora aggiungere l'uvetta.

4. Versare questa pastella nella teglia da forno unta e cuocere nel forno pre-riscaldato per quasi un'ora. Inserire uno stuzzicadenti nel centro, se quando si rimuove è pulito, la torta è pronta. Servire fredda.

Ricetta 28: biscotti ai cornflakes

Porzioni: 24
Tempo totale: 30 minuti
Ingredienti

Zucchero di canna (confezionato): 1 tazza

Zucchero dietetico: 1/2 tazza

Burro ammorbidito: 1/2 tazza

Estratto di vaniglia: 1 cucchiaino

Uova: 2

Farina multi-uso: 3/4 di tazza

Cornflakes: 5 tazze

Cocco in fiocchi: 1 tazza e mezza

Procedimento:

1. Pre-riscaldare il forno a circa190°C. Rivesti una teglia per biscotti con carta da forno.

2. Lavorare a crema lo zucchero bianco, lo zucchero di canna e il burro in una ciotola e aggiungere lavaniglia e le uova. Sbattere bene.

3. Aggiungere farina e mescolare bene per amalgamare. Mescolare il cocco e icorn flakes. Amalgamare bene questa miscela e

versare in una teglia da forno rivestita di carta da forno a cucchiaiate con un cucchiaino da tè.

4. Cuocere nel forno pre-riscaldato per circa 8 – 10 minuti.

Ricetta 29: biscotti al cocco
Porzioni: 8
Tempo totale: 30 minuti
Ingredienti
Ingredienti
Chiare d'uovo: 2 grandi

Zucchero bianco 1/2 tazza

Sale: 1/8 cucchiaino

Succo di lime: 1 cucchiaino

Cocco in fiocchi tostato: 198 gr.

Cacao in polvere (senza zucchero): 1 cucchiaio

Procedimento:
1. Pre-riscaldare il forno a circa150 °C. Rivestire la teglia da forno con carta da forno.

2. Montare a neve le chiare d'uovo in una ciotola di metallo o di vetro. Aggiungere lentamente lo zucchero e continuare a sbattere finché il composto non è montato.

3. Ora sollevare lo sbattitore, il composto di chiare d'uovo dovrebbe creare dei mucchietti morbidie non delle punte

aguzze. Aggiungere il succo di lime e il sale continuare a montare finchè il composto non "scrive". A questo composto mescolare delicatamente la polvere di cacao e il cocco.

4. Versare questo composto a cucchiaiate nella teglia da forno rivestita di carta da forno. Cuocere per circa 20 minutifino a completa doratura. Raffreddare sul piano di cottura e trasferire su una griglia.Conservare in un contenitore ermetico per consumare in seguito.

Ricetta 30: Pancake

Tempo di cottura: 20 minuti
Porzioni: 4
Ingredienti:
Pancake

Farina di cocco: 1 tazza

Cocco (a basso contenuto di grassi): 1 tazza

Latte di mandorla: ¼ di tazza

un pizzico di sale

Guarnizione

Mele tagliate: 1 tazza

Cannella in polvere: ¼ di cucchiaino

Dolcificante: 1 cucchiaio o in base al gusto

Procedura:
Guarnizione di mele

Unire ¼ di tazza di acqua e mele in un tegame e fare bollire. Sobbollire per circa 5 – 7 minutiper fare ammorbidire le mele.

Aggiungere il dolcificante e la cannella in polvere alle mele e mescolare bene.

Pancake

Mescolare tutti gli ingredientidei pancake in una ciotola sbattendoli bene per creare una pastella omogenea. Lasciare riposare per circa dieciminuti. Versare un quarto di burro a ridotto contenuto di grassi in una padella anti-aderente.

Versare un po' di pastella nella padella e spargerla leggermente. Cuocerla da un lato finché non diventa dorata e quindi girarla fino a doratura dell'altro lato. Quando entrambi i lati sono dorati, trasferire il pancake in un piatto. Formare quanti pancake possibili e servirli con la guarnizione di mele.

Nota:è possibile fare il latticello sbattendo dell'acqua con cinquecucchiai di caglio.

Conclusioni

La dieta paleo è particolarmente indicataper evitare gli effetti nocivi del cibo eccessivamente lavorato e dei carboidrati. La dieta occidentale non fa bene alla salute perché può causare numerose malattie croniche.

Il diabete di tipo 2, il cancro e le malattie cardiovascolari sono collegateal consumo di cibo lavorato. Il cibo lavoratofavorisce l'obesità e le malattie del tratto digestivo e crea disordine nella tua vita. La dieta paleo è un ottimo passo in avanti verso un corpo in salute perché il cibo genuino ti salverà da un sacco di problemi di salute.

Questo libro è stato ideato come guida per farti conoscere la dieta paleo e i relativi piani alimentari. Programmi di esercizio e errori comuni. Se vuoi seguire una dieta paleo,questo libro è un buon punto di partenza.

Parte 2

Introduzione

Paleosignifica tornare alla dieta degli uomini Paleolitici. All'epoca, le persone erano più dipendenti dall'ambiente per il cibo. Il cibo non si cucinava, quindi la gente mangiava cibo non molto elaborato.

La Paleo Dietaè un modo più salutare di mangiare dato che puoi mangiare solo quello che mangiavano i nostri lontani antenati. Conosciuto anche come la dieta del cavernicolo o dell'età della pietra, la Paleo Dieta è praticamente una dieta eccezionale che fa lavorare la genetica per te e ti aiuta a rimanere forte, magro e sano.

Questo libro contiene passi e strategie testate su come mangiare con la Paleo

Dieta. Si basa sul ripristino del corpo in modo che funzioni al massimo livello di salute. Seguire una dieta simile a quella praticata dai nostri antenati cavernicoli, centinaia di secoli fa, fa questo. Include alimenti che si possono trovare in natura, come frutta e verdura, noci e carne.

La Paleo Dietaè un modo sano di mangiare cibo e di eliminare gli effetti nocivi degli alimenti trasformati. La PaleoDieta fu introdotta per la prima volta negli anni '60, ma non attirò l'attenzione delle persone. Nel 1975, la gente cominciò a notarla perché riguardava il cibo e le abitudini alimentari degli antenati. Seguire una Paleo Dietanon significa vivere nelle caverne, cacciare cibo e vivere senza servizi moderni. Si tratta di cibo e non di uno stile di vita e si può seguire questa dieta per ottenere molti benefici per la salute.

Alcuni seguaci dellaPaleo Dieta sono anche autorizzati a consumare frutta e noci ad eccezionedelle arachidi perché queste rientrano nella categoria dei legumi. Devi includere cibo crudo e biologico nella tua dieta mentre devi eliminare cereali, legumi, zucchero, alcol, amidi, latticini e alimenti trasformati. I grassi omega-3, l'olio d'oliva, l'olio di cocco e gli oli vegetali sono consentiti, ma gli oli raffinati sono proibiti. Devi mangiare cibo naturale, come il cibo che avresti potuto cacciare e trovare in natura, ad eccezionedelle verdure amidacee.

La Paleo Dietaè particolarmente studiata per evitare i peggiori effetti degli alimenti troppo elaborati e dei carboidrati. La dieta occidentale non fa bene alla salute perché potresti soffrire di molte malattie croniche. Il diabete di tipo 2, il cancro e le malattie cardiovascolari sono comuni con il consumo di alimenti trasformati. Il cibo trasformato promuove l'obesità e problemi digestivi e crea scompiglio nella tua vita. La Paleo Dietaè un buon passo verso un corpo sano perché il cibo sano ti salverà da molti problemi di salute.

Questo libro è stato progettato come una guida per te in modo che tu possa conoscere la Paleo Dieta, i piani dei pasti e le ricette. Se vuoi seguire una Paleo Dieta, allora questo libro sarà un buon inizio per te.

Capitolo 1: Benefici dellaPaleo Dieta

Proteine per i muscoli

La Paleo Dieta è una dieta ricca di proteine che ti aiuta a costruire i muscoli che sono spesso essenziali per la maggior parte delle attività sportive.

Ottenere i carboidrati giusti per produrre energia

LaPaleoDieta è naturalmente a basso contenuto di carboidrati e quelli che vengono mangiati provengono da frutta e verdura. In questo modo non aggiungono peso e forniranno energia per l'esercizio fisico e l'allenamento.

Grassi sani

La PaleoDieta mira a ottenere grassi sani dalla dieta. Ti aiutano a perdere grasso, ma allo stesso tempo tolgono la sensazione di fame e forniscono energia per ore.

Cellule sane

Molte persone non se ne rendono conto, ma tutte le cellule del corpo sono fatte di grassi saturi e insaturi e le vostre cellule hanno bisogno di un sano equilibrio di entrambi per funzionare correttamente. La PaleoDieta offre un equilibrio di grassi introducendo quantità adeguate.

Meno grasso e più muscoli

La PaleoDieta si concentra sulla carne animale e quindi sulle proteine sane che sono anaboliche e sono molto importanti per costruire nuove cellule come la massa muscolare. Più muscoli significa migliore metabolismo.

Ottenere tutte le vitamine
Potresti aver sentito dire che le Paleo Diete raccomandano di "mangiare l'arcobaleno"! Le verdure sono estremamente importanti nella dieta. I colori vegetali sono molto dipendenti dai nutrienti presenti nelle verdure. Quindi prendi tutte le tue vitamine "mangiando l'arcobaleno".

Ridurre al minimo le allergie
La PaleoDieta raccomanda di evitare certi cibi che sono noti per causare allergie in alcune società.

Dieta facile da seguire
A differenza di altre diete in cui è necessario monitorare esattamente quanto si sta consumando in un certo periodo di tempo, la PaleoDieta è molto

semplice. Non ci sono molte regole su quanto puoi mangiare in un giorno che rende molto più divertente da seguire e meno doloroso attenersi al piano.

Capitolo 2: Ricette per la colazione

Colazione con pomodoro e uova
Ingredienti:

- 2 uova grandi
- 2 pomodori medi
- pepe nero
- 1 cucchiaino di prezzemolo tritato

Istruzioni:

Tagliare le parti superiori dei pomodori, raccogliere la polpa e disporli su una teglia foderata.

Rompere un uovo in ogni pomodoro.

Applicare pepe e sale.

Impostare il forno a 350°F.

Inserire il tutto e cuocere per 30 minuti.

Spegnere il fuoco.

Togliere i pomodori dal forno, dividere nei piatti, condire con pepe, cospargere di prezzemolo e servire.

Colazione con iPaleoMuffins
Ingredienti:

- 1 tazza di cavolo tritato
- ¼ tazza di erba cipollina tritata
- ½ tazza di latte di mandorla
- 6 uova grandi
- pepe nero
- olio di cocco

Istruzioni:

Usando una ciotola media, mescolare l'erba cipollina, le uova e il cavolo e sbattere molto bene.

Aggiungere pepe nero a piacere e latte di mandorle e mescolare bene.

Divideril composto in 8 tazze di muffin dopo averlo unto con olio di cocco.

Impostare il forno a 350°F.

Aggiungere i muffin ecuocere per 30 minuti.

Togliere i muffin dal forno, lasciarli raffreddare, trasferirli sui piatti e servire caldi.

PaleoPancakes allaBanana
Ingredienti:

- 4 uova grandi
- 2 banane tritate
- ¼ cucchiaino di lievito in polvere
- spray da cucina

Istruzioni:

In una ciotola, unire le uova con le banane tritate e il lievito e mescolare bene.

Trasferire il composto nel robot da cucina e mescolare molto bene.

Riscaldare una padella a fuoco medio-alto dopo averla spruzzato con olio da cucina.

Aggiungere un po' di pastella dei pancake.

Stenderla nella padella, cuocere per 60 secondi, girare sul lato e cuocere per mezzo minuto e trasferire su un piatto.

Ripetere il tutto con il resto della pastella, disporre i pancake sui piatti e servire.

Pancakesdi piantaggine
Ingredienti:

- 3 uova grandi

- ¼ tazza difarina di cocco
- ¼ tazza di latte di cocco
- ¼ cucchiaino dispezia chai
- 1 cucchiaino di olio di cocco
- ½ piantaggine tritata
- ¼ cucchiaino di crema di tartaro
- ¼ cucchiaino di bicarbonato di sodio
- 1 cucchiaio di cocco rasato
- 1 cucchiaio di latte di cocco

Istruzioni:

Nel robot da cucina, mescolare le uova con acqua di cocco e farina, piantaggine, crema di tartaro, bicarbonato di sodio e speziachai.

Mettere l'olio di cocco nella padella e scaldare a fuoco medio.

Aggiungere una pastella di ¼ di pancake, distribuire uniformemente, cuocere fino a quando non diventa dorata.

Capovolgere le frittelle e cuocere per 1 altro minuto e trasferire su un piatto.

Ripetere con il resto del composto.

Servire le frittelle cosparse di farina e latte di cocco.

PaleoWaffles di patate dolci
Ingredienti:

- 2 patate dolci grattugiate
- 2 cucchiai di olio di cocco fuso
- 3 uova grandi
- 1 cucchiaino di polvere di cannella
- ½ cucchiaino dinoce moscata
- salsa di mele

Istruzioni:

In una ciotola, mescolare le uova con patate dolci, olio di cocco, cannella e noce moscata e frustare molto bene.

Cuocere i waffles nella piastra per waffle, disporli sui piatti e servirli con salsa di mele irrorata sopra.

PaleoFrench Toast con melanzane
Ingredienti:

- 1 melanzana a fette
- 1 cucchiaino di estratto di vaniglia
- 2 uova medie
- cannella
- stevia
- 1 cucchiaino di olio di cocco

Istruzioni:

Usando una ciotola, mescolare bene cannella, vaniglia, uova, stevia.

Applicare l'olio di cocco in una padella e scaldare a fuoco medio-alto.

Immergere le fettine di melanzana nelle uova mescolate, aggiungere nella padella riscaldata e cuocere fino a quando diventano dorate su ciascun lato.

Disporli su piatti e servire.

Granella di arance e datteri
Ingredienti:

- 5 once di datteri
- 1 arancio
- buccia grattugiata di ½ arancia
- 1 tazza dinoce di cocco essiccata
- ½ tazza di mandorle argentate

- ½ tazza di semi di zucca
- ½ tazza di semi di lino
- ½ tazza di semi di sesamo
- latte di mandorla

Istruzioni:

In una ciotola, mescolare mandorle con buccia d'arancia, succo d'arancia, semi di lino, cocco, zucca e semi di sesamo.

Scolare i datteri, aggiungerli al robot da cucina e frullare bene.

Aggiungere questa pasta al mix di mandorle e mescolare ancora bene.

Stenderlo su una teglia foderata.

Impostare il forno a 350°F e cuocere per 15 minuti, mescolando ogni 4 minuti.

Prendere la granella dal forno, mettere da parte per raffreddare.

Servire con latte di mandorle.

PaleoBurrito
Ingredienti:

- 1 cipolla gialla tritata
- 4 uova grandi, albumi e tuorli separati
- ¼ tazza di peperoncini verdi tritati
- 2 pomodori a pezzetti
- 1 peperone rosso
- ¼ tazza di coriandolo tritato
- ½ tazza di carne di pollo tagliuzzata
- pepe nero
- olio d'oliva
- 1 avocado tritato
- salsa piccante

Istruzioni:

Mettere gli albumi in una ciotola, aggiungere un po' di pepe nero, frustarli bene e metterli da parte.

Impostare il forno a temperatura medio-alta.

Riscaldare una padella con un filo di olio, aggiungere metà degli albumi, distribuire uniformemente, cuocere per 30 secondi, coprire il tegame, cuocere da 1 minuto e quindi far scorrere su un piatto.

Ripeterecon il resto degli albumi e lasciare due "tortillas" da parte.

Riscaldare la stessa padella con un altro filo d'olio.

Aggiungerele cipolle, mescolare e cuocere per 1 minuto.

Aggiungere peperone rosso, peperoncini verdi, pomodoro, carne e coriandolo e mescolare.

Aggiungere i tuorli d'uovo nella padella e mescolare l'intero mix.

Aggiungere l'avocado, mescolare, togliere il fuoco e distribuirlo uniformemente sulle due "melanzane" d'uovo.

Arrotolarli, disporli sui piatti e servire con una salsa piccante.

Frittata di spinaci
Ingredienti:

- ½ libbra di salsiccia macinata
- 2 cucchiai di ghee
- 1 tazza di funghi affettati
- 1 tazza di spinaci tritati

- 10 uova medie
- 1 cipolla gialla tritata
- pepe nero

Istruzioni:

Impostare il forno a temperatura medio-alta.

Mettere il burro su una padella e scaldare.

Aggiungere la cipolla e un po' di pepe nero, mescolare e cuocere fino a quando non rosola.

Aggiungere la salsiccia, mescolare e cuocere fino a quando non rosola.

Aggiungere spinaci e funghi e cuocere mescolando di tanto in tanto per 4 minuti.

Togliere la padella dal fuoco, aggiungere le uova, distribuire uniformemente.

Impostare il forno a 350°F e cuocere per circa 20 minuti.

Prendere la frittata dal forno, metterla da parte per qualche minuto per raffreddarla, tagliarla, disporla sui piatti e servire.

Frittata di fiori di zucca
Ingredienti:

- 10 uova medie
- pepe nero
- ¼ tazza di crema di cocco
- 1 cipolla gialla tritata
- 1 porro affettato
- 2 scalogni affettati
- 2 zucchine tritate
- 8 fiori di zucca
- 2 cucchiai di olio di avocado

Istruzioni:

In una ciotola, mescolare le uova con crema di cocco e pepe nero al gusto.

Impostare il forno a temperatura medio-alta.

Mettere l'olio in una padella e scaldare.

Aggiungere porro e cipolle e cuocere per 5 minuti continuando a mescolare.

Aggiungere le zucchine, mescolare e cuocere per altri 10 minuti.

Aggiungere le uova, distribuire, ridurre il fuoco al minimo, cuocere per 5 minuti.

Cospargere gli scalogni e disporre i fiori di zucca sulla frittata.

Introdurre il tutto in forno a 350°F e cuocere per 20 minuti.

Prendere la frittata dal forno, lasciarla raffreddare, tagliare, disporre sui piatti e servire.

PaleoHamburger
Ingredienti:

- 5 uova medie
- 1 libbra di carne macinata di manzo
- ½ tazza di salsicce macinate
- 8 fette di pancetta
- 3 pomodori tritati essiccati al sole
- 2 cucchiai di pasta di mandorle
- 2 cucchiai di foglie di basilico tritato
- 1 cucchiaino di aglio tritato
- olio di avocado
- pepe nero

Istruzioni:

In una ciotola, mescolare carne di manzo con 1 uovo, farina di mandorle, pomodori, basilico, pepe e aglio e formare 4 hamburger.

Usando il forno a temperatura alta, aggiungere gli hamburger nella padella.

Cuocere per 5 minuti su ciascun lato, trasferirli nei piatti e metterli da parte.

Impostare il forno a temperatura medio-alta.

Riscaldare la padella. Aggiungere le salsicce, mescolare, cuocere per 5 minuti e trasferirle in un piatto.

Riscaldare di nuovo la padella, aggiungere la pancetta, cuocere per 4 minuti, scolare il grasso in eccesso e lasciarlo da parte su un piatto.

Friggere le 4 uova in una padella con un filo di olio a fuoco medio-alto e metterle sopra gli hamburger.

Aggiungere salsiccia e pancetta e servire.

Capitolo 3: Salse e creme spalmabili

Salsa di anacardi
Ingredienti:

- 1 tazza di anacardi crudi
- acqua
- 1 spicchio d'aglio, tritato
- 1 cucchiaio di succo di limone
- 1 cucchiaio di olio extravergine d'oliva
- un pizzico di paprika

Istruzioni:

Opzionale ma consigliato: immergere gli anacardi in acqua per almeno 2 ore, scolare e sciacquare.

Mettere gli anacardi nel robot da cucina con 2 cucchiai d'acqua, succo di limone, olio d'oliva e aglio e miscelare fino a quando non diventa liscia.

Pesto di pomodori essiccati al sole
Ingredienti:

- 1 tazza di pomodori, essiccati al sole e confezionati in olio d'oliva
- 1 cucchiainodiaglio
- 1 cucchiaino di condimento misto italiano
- ¼ tazzadipinoli

Istruzioni:

Usando un robot da cucina, mescolare tutti gli ingredienti.

Mescolare fino a formare una bella crema.

Salsa di melanzane
Ingredienti:

- 2 tazze di melanzane cotte

- 1 spicchio d'aglio tritato
- ¼ tazza di coriandolo
- succo di 1 limone
- 1 cucchiaio di olio d'oliva.
- sale
- pepe
- pizzico di pepe di Cayenna

Istruzioni:

Unire tutti gli ingredienti in un robot da cucina e frullare fino a renderli omogenei.

Ganacheal cioccolato
Ingredienti:

- 8 once di cioccolato non zuccherato
- ¼ tazza di latte di cocco
- 1 cucchiaio di miele

Istruzioni:

Mettere tutti gli ingredienti in una doppia caldaia a fuoco medio e mescolare fino a che diventa liscio e si scioglie.

Paleosalsa Aioli
Ingredienti:

- 2 uova grandi
- 2 cucchiai di olio d'oliva
- 1 cucchiaio di succo di limone
- 1 cucchiaino di senape
- 1 cucchiaino di sale
- ¼ cucchiaino di peperoncino di Cayenna

Istruzioni:

Mettere le uova, l'aceto e la senape in un frullatore a bassa velocità fino a quando non sono ben amalgamati.

Tenere il frullatore acceso e lentamente aggiungere a goccia l'olio fino a quando non è tutto incorporato e cremoso.

Per preparare la wasabiaioli, aggiungere semplicemente 1 cucchiaino di wasabi in polvere.

Mostardadimiele
Ingredienti:

- ¾ tazza di senape
- ¼ tazza di miele grezzo
- ½ cucchiaino di aglio
- 1 cucchiaio di cipolla
- sale
- pepe

Istruzioni:

Unire tutti gli ingredienti in un robot da cucina e frullare fino a renderli omogenei.

Capitolo 4: Snacks e pastiprincipali

Uova strapazzate con salmone e aneto
Ingredienti:

- 4 uova grandi
- ¼ libbre di salmone affumicato
- 1 cucchiaino di aneto

Istruzioni:

Sbattere le uova in una piccola ciotola con sale e pepe.

Scaldare una padella di medie dimensioni quindi aggiungere uova e aneto.

Mescolare le uova frequentemente e quando sono quasi pronte, aggiungere il salmone e cuocere fino a quando è cotto e le uova non sono pronte.

Wraps di tonno e Nori
Ingredienti:

- ½ libbra di tonno, cotto
- 2 avocado a fette
- 2 tazze di spinaci
- ¼ tazza di Paleosalsa aioli
- 4 pezzi di nori
- acqua

Istruzioni:

Adagiare un pezzo di nori su un tagliere e riempirlo con 2 pezzi di tonno, ½ avocado, ½ tazza di spinaci, irrorando con Paleosalsa aioli.

Arrotolare il nori, usando un po' d'acqua per sigillare i bordi.

Mix del viaggiatore
Ingredienti:

- 1 tazza di mandorle
- ½ tazza di anacardi
- ½ tazza dinoci Pecan
- 1 tazza di frutta mista, essiccata
- ¼ tazza di semi di cacao

Istruzioni:

Mescolare gli ingredienti in una grande ciotola.

Frullato di cocco, ananas ebanana
Ingredienti:

- 1 tazza di latte di cocco non zuccherato
- 1 tazza di ananas
- 1 banana
- 1 tazzadighiaccio

Istruzioni:

Mettere il latte di cocco, l'ananas e la banana in un frullatore e mescolare fino a che non diventa liscio.

Aggiungere il ghiaccio lentamente.

Frullato di patata dolce, mela e mandorle
Ingredienti:

- 1 tazza di patate dolci cotte
- 1 mela tritata
- 1 tazza e ½ di latte di mandorle non zuccherato
- ½ cucchiaino di cannella
- 1 tazza di ghiaccio

Istruzioni:

Mettere la patata dolce, la mela, il latte di mandorle ela cannella in un frullatore e mescolare fino a che non diventa liscio.

Aggiungere il ghiaccio lentamente.

Frullato di spinaci, lamponi e mandorle
Ingredienti:

- 2 tazze di spinaci
- 1 tazze di lamponi
- 1 arancio
- 1 tazza di latte di mandorle non zuccherato
- 1 tazza di ghiaccio

Istruzioni:

Mettere gli spinaci, i lamponi, l'arancia e il latte di mandorle in un frullatore e mescolare fino a che diventa liscio.

Aggiungere il ghiaccio lentamente.

Frullato di avocado, cavolo, mela e limone
Ingredienti:

- 1 avocado
- 2 tazze di cavolo
- 1 mela tritata
- 1 limone
- 1 tazza di latte di cocco
- ½ tazza di ghiaccio

Istruzioni:

Mettere l'avocado, il cavolo, la mela, il limone e l'acqua di cocco in un frullatore e mescolare fino a che diventa liscio.

Aggiungere il ghiaccio lentamente.

Ananas secchi tuffati nel cioccolato con pancetta
Ingredienti:

- 6 anelli di ananas essiccati
- ¼ tazza di ganache al cioccolato

- 2 cucchiai di pancetta sbriciolata

Istruzioni:

Scaldare la ganache, immergere gli ananas nel cioccolato, cospargere con la pancetta prima che la cioccolata si indurisca.

Gambero al Cocco
Ingredienti:

- 1 libbra di gamberetti grandi
- 1 uovo grande
- ½ tazza dicocco grattugiato
- sale
- pepe
- 1 cucchiaio di olio di cocco

Istruzioni:

Sbucciare, eviscerare e lavare i gamberetti.

Condire i gamberetti con sale e pepe, mescolare i gamberi in una grande ciotola con l'uovo e poi ricoprire con il cocco.

Far saltare per 2-3 minuti su ciascun lato in una padella grande con olio di cocco.

Insalata di cavolo
Ingredienti:

- 4 tazze di cavolo
- 2 cucchiai di aceto di vino rosso
- 2 cucchiai di olio d'oliva
- sale
- pepe
- 1 oncia di schegge di mandorle

Istruzioni:

Mettere il cavolo in una grande ciotola, aggiungere olio d'oliva e aceto, usando le mani massaggiare il cavolo.

Aggiungere sale e pepe a piacere.

Guarnire con le mandorle.

Insalata di verdure fresca
Ingredienti:

- 1 tazza di cetriolo
- 1 tazza di pomodoro
- 1 tazza di cavolfiore
- ½ tazza di peperone
- ½ tazza di carote
- 2 cucchiai di aceto di sidro di mele
- 3 cucchiai di olio d'oliva
- ½ cucchiaino di mostarda

- 1 cucchiaino di condimento misto italiano

- sale

- pepe

Istruzioni:

Sbucciare e tritare le verdure.

Mescolare tutti gli ingredienti per il condimento.

Unire le verdure e condire in una grande ciotola.

Aggiungere sale e pepe a piacere.

Wrapsdi pollo e lattuga
Ingredienti:

- 1 tazza di pollo cotto a straccetti

- ¼ tazza diPaleosalsa aioli

- 1 pomodoro piccolo

- 4 grandi foglie di lattuga rossa

- sale

- pepe

Istruzioni:

Mescolare il pollo con la salsa aioli con sale e pepe.

Tagliare il pomodoro.

Dividere il pollo in 4 parti uguali sulla lattuga e aggiungere il pomodoro.

Salmone e cetriolo
Ingredienti:

- 1 tazza di salmone in scaglie

- ¼ tazza diPaleosalsa aioli

- ½ cucchiaino di condimento Cajun

- sale

- pepe

- 1 cetriolo medio

Istruzioni:

Sbucciare e affettare il cetriolo.

Mescolare salmone, salsa aioli, condimento Cajun insieme.

Aggiungere sale e pepe a piacere.

Mettere un cucchiaio abbondante di salmone su ogni fetta di cetriolo.

Peperoni con salsa di melanzane
Ingredienti:

- 1 peperone rosso
- 1 peperone giallo
- 1 tazza di salsa di melanzane

Istruzioni:

Tagliare i peperoni a strisce larghe ed immergerli nella salsa di melanzane.

Insalata di frutta
Ingredienti:

- 1 banana
- 1 mela
- 1 tazza di ananas
- 1 tazza di uva
- 1 cucchiaio di succo di limone

Istruzioni:

Sbucciare e tritare la frutta, unire in una grande ciotola con il succo di limone.

Carote e sedano con burro di mandorle
Ingredienti:

- 4 grandi carote
- 4 gambi di sedano
- ½ tazza di burro di mandorle

Istruzioni:

Sbucciare e tritare le carote in bastoncini.

Tritare il sedano a bastoncini.

Immergere nel burro di mandorle.

* Mangiare carote crude con grasso aiuta il corpo ad assorbire il beta-carotene.

Mandorle ricoperte di ganache al cioccolato

Ingredienti:

- 1 tazza di mandorle
- 1/3 tazza diganache al cioccolato
- ½ cucchiaino di cannella
- sale

Istruzioni:

Scaldare laganache e mescolare con mandorle e sale.

Adagiare su una teglia antiaderente fino a quando non sono pronte.

Datteri farciti al burro di anacardi
Ingredienti:

- 12 datteri
- ½ tazza di burro di anacardi

Istruzioni:

Affettare i datteri a metà.

Mettere 1 cucchiaino di burro di anacardi in ogni dattero.

Wrapdi tacchino
Ingredienti:

- 8 fette di petto di tacchino
- 1 avocado a fette
- 1 tazza di carota grattugiata
- 8 piccole foglie di lattuga

- 2 cucchiai di Paleo salsa aioli

Istruzioni:

Appoggiare le fette di tacchino su un tagliere e aggiungere le carote, l'avocado e la lattuga sul tacchino.

Irrorare con Paleo salsa aioli e avvolgere.

RoastBeefcon spinaci e pesto di pomodori essiccati al sole

Ingredienti:

- 8 fette di roastbeef

- ¼ tazza di pesto di pomodori essiccati al sole

- 2 tazza di spinaci

Istruzioni:

Distribuire un cucchiaino colmo di pesto di pomodoro essiccato al sole sulle fette di manzo.

Aggiungere ¼ tazza di spinaci suo gni fetta.

Arrotolare.

Insalata di olive e uova
Ingredienti:

- 1 tazza di olive snocciolate
- 4 uova medie bollite

Istruzioni:

Tritare olive e uova.

Condire con olio d'oliva, aceto di vino rosso e sale e pepe.

Cetrioli brasati
Ingredienti:

- 2 cetrioli grandi
- 1 cucchiaio di olio extravergine d'oliva
- 1 cucchiaio di succo di limone
- 1 cucchiaio di aneto

- sale
- pepe nero

Istruzioni:

Sbucciare e affettare i cetrioli.

Metterli in una pentola di medie dimensioni con olio d'oliva, succo di limone e aneto.

Condire con sale e pepe.

Cuocere per 3-4 minuti solo fino a quando i cetrioli sono caldi.

Banane al cocco e cioccolato
Ingredienti:

- 2 banane
- ¼ tazza di farina di cocco
- ½ tazza di ganache al cioccolato

Istruzioni:

Affettare le banane, immergerle nella ganache e arrotolarlenella farina di cocco.

Farraffreddare nel congelatore per un minuto fino a quando il cioccolato non sarà pronto.

Prosciutto e sottaceti
Ingredienti:

- 8 fette di prosciutto
- 8 sottaceti dolci
- ¼ tazza di senape al miele

Istruzioni:

Disporre una fetta di prosciutto su un piatto.

Irrorare con la senape e avvolgere il prosciutto attorno a un sottaceto.

Wrap di lattuga e alici
Ingredienti:

- 8 alici

- 2 cucchiai dicipolla rossa

- ½ cucchiaio di aceto di vino rosso

- sale

- pepe

- 8 foglie di lattuga

Istruzioni:

Disporre le alicisu una foglia di lattuga.

Cospargere con la cipolla e condire con aceto di vino rosso.

Aggiungere sale e pepe a piacere.

Arrotolare.

Capitolo 5: Paleopane

Pane di lino alle mandorle
Ingredienti:

- 1tazza e ½ di farina di mandorle sbollentata
- ½ tazza di semi di lino macinati
- 1 cucchiaio di semi di lino interi
- ½ cucchiaino di sale marino
- ½ cucchiaino di bicarbonato di sodio
- 4 uova medie
- 2 cucchiaini di miele, facoltativo
- ½ cucchiaino di aceto di mele
- burro

Istruzioni:

Preriscaldare il forno a 300°F.

Ungere un tegame per il pane.

Mescolare tutti gli ingredienti insieme fino a completa miscelazione.

Quindi versare in una teglia da forno standard unta e infornare a 300°F per 45 minuti, o fino a quando uno stuzzicadenti inserito nel centro del pane risulta pulito.

Raffreddare completamente prima di servire.

Paleopane all'aglio
Ingredienti:

- ½ tazza di olio d'oliva
- ½ tazza di acqua
- 1 cucchiaino di sale marino
- ¾ farina di tapioca
- ¼ tazza difarina di cocco

- 1 uovo grande
- ½ cucchiaino di condimento italiano
- ½ cucchiaino di aglio tritato

Istruzioni:

Preriscaldare il forno a 350°F.

In una piccola padella unire olio d'oliva, acqua e sale marino e portare a ebollizione.

Togliere dal fuoco e aggiungere l'aglio e la farina di tapioca.

Mescolare bene e lasciare riposare per 5 minuti.

Aggiungereall'uovo il condimento italiano.

Mescolare la farina di cocco e poi impastare il composto per 1 minuto.

Staccare un pezzo di pasta da 1"e arrotolarlo in una palla.

Mettere la palla su una teglia unta.

Ripetere fino a terminare l'impasto.

Cuocere per 30 - 40 minuti.

Pane con le noci nordiche
Ingredienti:

- 3 ½ oncia di semi di zucca
- 3 ½ oncia di semi di girasole
- 3 ½ oncia di mandorle
- 3 ½ oncia di noci
- 3 ½ oncia di seme di lino
- 3 ½ oncia di semi di sesamo
- 3 ½ oncia di semi di papavero
- 3 ½ oncia di acqua
- 2 cucchiaini di sale

- 5 uova grandi
- 2/5 tazza di olio

Istruzioni:

Mescolare tutti gli ingredienti insieme, mettere la massa in una forma per il pane. Lubrificare se non è anti-aderente.

Per 1 forma di pane da 1 litro - cuocere per 1 ora a 320°F (160°C).

Capitolo 6: Ricette per contorni

Paleocarotearrostite
Ingredienti:

- 1 libbra e ½ di carote
- 2 cucchiai di aceto balsamico
- 2 spicchi d'aglio tritati
- 2 cucchiai di olio di cocco
- sale marino
- 1 cucchiaio di miele
- pepe nero
- prezzemolo tritato

Istruzioni:

In una ciotola, mescolare aceto con olio, miele, aglio, un pizzico di sale e pepe al gusto molto bene.

Aggiungere le carote e ricoprire.

Trasferire questo in una teglia da forno, introdurre nel forno a 400°F e cuocere per 30 minuti.

Togliere le carote dal forno, cospargerle di prezzemolo, mescolare delicatamente e servire subito come contorno.

Paleocontorno di zucchini e porri
Ingredienti:

- 2 zucchine a fette
- 2 porri
- ¼ tazza di olio dioliva
- 1/3 tazza di noci tritate
- ¼ tazza di coriandolo tritato
- ¼ tazza di prezzemolo tritato
- sale marino

- pepe nero
- 1 limone
- 2 spicchi d'aglio tritati

Istruzioni:

Condire i porri e le zucchine con un pizzico di sale e pepe al gusto.

Disporli sulla griglia riscaldata a fuoco medio-alto e cuocerli per 8 minuti, girandoli di tanto in tanto.

Trasferire le verdure in una ciotola.

Aggiungere le noci, il prezzemolo, l'olio, il coriandolo, l'aglio e il limone.

Ricoprire e servire come contorno.

Paleofunghi
Ingredienti:

- 4 spicchi d'aglio tritati

- ¼ cucchiaino di timo essiccato
- ½ cucchiaino di basilico essiccato
- ½ cucchiaino di origano secco
- 24 once di funghi cremini
- 1 foglia di alloro
- 2 cucchiai di prezzemolo tritato
- ¼ tazza di latte di cocco
- 1 tazza di dado vegetale
- 2 cucchiai di ghee
- pepe nero
- sale marino

Istruzioni:

Nella pentola a cottura lenta, mescolare i funghi con aglio, basilico, origano, timo, prezzemolo e alloro.

Aggiungere latte di cocco, burro, brodo vegetale, sale e pepe.

Mescolare, coprire la pentola e cuocere a fuoco basso per 4 ore.

Scoprire la pentola, scartare la foglia di alloro, trasferirli sui piatti e servire come contorno.

Paleopure di cavolfiore
Ingredienti:

- 4 fette di pancetta
- 2 spicchi d'aglio tritati
- 6 tazza di fiori di cavolfiore
- 2 cipolle verdi a fette
- sale marino
- pepe nero
- 3 cucchiai di ghee

Istruzioni:

Mettere l'acqua in una pentola, poggiarla sul fornello a fuoco medio-alto e portare ad ebollizione.

Aggiungere il cavolfiore, cuocere per 20 minuti, scolare l'acqua e lasciare il cavolfiore nella pentola.

Aggiungere un pizzico di sale, pepe al gusto e il ghee e schiacciare il tutto con un frullatore a immersione.

Trasferire sui piatti, cospargere di pancetta sbriciolata e tritare le cipolline verdi in cima e servire come contorno.

Paleocontorno di asparagi
Ingredienti:

- ¼ tazza di noci pecan caramellate tritate

- 4 fette di pancetta
- 1 libbra e ½ di asparago
- sale marino
- pepe nero
- 2 spicchi d'aglio tritati
- 1 scalogno tritato
- ½ cucchiaino di fiocchi di peperoncino rosso
- 2 cucchiaini di mostarda
- 1 cucchiaino di sciroppo d'acero
- 2 cucchiaino di ghee
- 2 cucchiaini di aceto balsamico

Istruzioni:

In una ciotola, mescolare aceto con senape, sciroppo d'acero, sale marino e pepe e mescolare bene.

Scaldare una padella con il burro a fuoco medio-alto.

Aggiungere aglio, scalogno e scaglie di pepe, mescolare e cuocere per 2 minuti.

Aggiungere gli asparagi, mescolare e cuocere per 5 minuti.

Aggiungere l'aceto mescolare e più pepe, mescolare e cuocere per altri 3 minuti.

Trasferire su piatti, guarnire con pancetta e noci pecan e servire come contorno.

Paleocontorno di zucca
Ingredienti:

- 2 cucchiai di olio di cocco
- 1 zucca tritata

- 3 spicchi d'aglio tritati
- 1 cucchiaio di timo tritato
- sale marino
- pepe nero

Istruzioni:

Scaldare una padella con l'olio a fuoco medio-alto, aggiungere l'aglio, la zucca e il timo, mescolare e cuocere per 5-6 minuti.

Distribuire bene nella padella e cuocere per altri 5 minuti.

Ridurre il fuoco, coprire il tegame e cuocere per altri 10 minuti, mescolando di tanto in tanto.

Aggiungere un pizzico di sale e pepe al gusto, mescolare di nuovo.

Togliere dal fuoco, trasferire in piatti e servire come contorno.

Paleocontorno con bietola
Ingredienti:

- ½ tazza di anacardi tritati
- 1 mazzo di bietole
- sale marino
- pepe nero
- 1 cucchiaio di olio di cocco

Istruzioni:

Scaldare una padella con l'olio a fuoco medio, aggiungere la bietola e gli anacardi, mescolare e cuocere per 10 minuti.

Aggiungere un pizzico di sale e pepe al gusto, mescolare, cuocere per ancora 1 minuto.

Togliere dal fuoco, trasferire nei piatti e servire come contorno.

Paleocontorno di barbabietole arrostite
Ingredienti:

- 2 cucchiai di olio d'oliva
- 6 barbabietole
- sale marino
- pepe nero
- ½ tazza di aceto balsamico
- 1 cucchiaino di scorza d'arancia
- 2 cucchiaini di sciroppo d'acero

Istruzioni:

Disporre le barbabietole su una teglia foderata, aggiungere un pizzico di sale e pepe e l'olio d'oliva, mescolare bene.

Introdurre in forno preriscaldato a 325°F e arrostire per 45 minuti.

Scaldare una padella a fuoco medio, aggiungere aceto e sciroppo d'acero, mescolare bene.

Cuocere fino a quando l'aceto si è ridotto e togliere dal fuoco.

Prendere le barbabietole dal forno, lasciarle raffreddare un po'.

Trasferire nei piatti, irrorare la glassa sopra, cospargere la scorza d'arancia e servire subito come contorno.

Paleocontorno con cavoletti di Bruxelles
Ingredienti:

- 1 libbra e ½ di cavoletti di Bruxelles
- sale marino
- pepe nero

- 1 cucchiaino di polvere d'aglio
- 2/3 tazza di noci pecan tritate
- 1 tazza disemi di melograno
- 2 cucchiai di olio d'oliva

Istruzioni:

In una ciotola, mescolare l'olio con un pizzico di sale marino, pepe e aglio in polvere.

Aggiungere cavoletti di Bruxelles e noci pecan e ricoprire.

Stendereil composto in una teglia foderata.

Inserirla nel forno a 400°F e cuocere per 30 minuti.

Prendere i cavoletti dal forno, trasferirli nei piatti, guarnirli con i semi di melograno e servire come contorno.

Paleocontorno con patate dolci
Ingredienti:

- 3 patate dolci
- sale marino
- ½ tazza di latte di cocco
- ¼ tazza di cocco grattugiato
- 2 cucchiai di coriandolo tritato
- semi di 1 melograno
- 1 lime

Istruzioni:

Disporre le patate su una teglia foderata.

Introdurre nel forno a 400°F e cuocere per 45 minuti.

Togliere dal forno le patate dolci, lasciarle raffreddare, sbucciarle e schiacciarle con una forchetta e metterle in una ciotola.

Aggiungere un pizzico di sale marino, cocco grattugiato, latte di cocco e semi di melograno e mescolare bene.

Trasferire sui piatti e servire come contorno.

Contorno di asparagi e funghi
Ingredienti:

- 1 libbra di asparagi tagliati
- sale marino
- pepe nero
- 8 cipolle verdi a fette
- 2 cucchiai di olio di cocco
- 2 cucchiai di aceto di vino rosso

- 2 cucchiai di nocciole tritate
- 1 libbra di funghi tritati

Istruzioni:

In una ciotola, mescolare l'aceto con un pizzico di sale marino, pepare a piacere e mettere metà dell'olio e frullare bene.

Mettere un po' d'acqua in una pentola, portare a ebollizione a fuoco medio.

Aggiungere gli asparagi e cuocere per 3 minuti.

Scolarli e trasferirli in una ciotola riempita con acqua fredda.

Scaldare una padella con il resto dell'olio a fuoco medio-alto, aggiungere i funghi e cuocerli per 4-5 minuti mescolando di tanto in tanto.

Aggiungere le cipolle, mescolare e cuocere per 1 minuto.

Aggiungere gli asparagi scolati, mescolare, cuocere altri 3 minuti e togliere il fuoco.

Aggiungere la miscela di aceto, mescolare e trasferire nei piatti.

Cospargere con le nocciole alla fine e servire come contorno.

Conclusione

LaPaleo Dieta è particolarmente studiata per evitare i peggiori effetti degli alimenti troppo elaborati e carboidrati. La dieta occidentale non fa bene alla salute perché potresti soffrire di molte malattie croniche.

Il diabete di tipo 2, il cancro e le malattie cardiovascolari sono comuni con il consumo di alimenti trasformati. Il cibo trasformato promuove l'obesità e problemi digestivi e crea scompiglio nella tua vita. LaPaleo Dieta è un buon passo verso un corpo sano perché il vero cibo ti salverà da molti problemi di salute.

Questo libro è stato progettato come una guida per te in modo che tu possa conoscere la Paleo Dieta. Se vuoi seguire unaPaleo Dieta, allora questo libro sarà un buon inizio per te.

www.ingramcontent.com/pod-product-compliance
Lightning Source LLC
Chambersburg PA
CBHW071849070526
44583CB00016B/1605